JN306232

たった10秒！
「視力復活」眼筋トレーニング
決定版

若桜木虔

青春出版社

はじめに

スマートフォンや、タブレット端末の進化と普及がめまぐるしい現代。便利な世の中になった反面、目を酷使することが多くなったのも事実です。「パソコンやスマホのやり過ぎで、どんどん目が悪くなっている」と感じている方も、少なくないのではないでしょうか。

「目が悪くなった」と感じたときに、視力回復のために必要な注意点はなんでしょうか。十分な休息をとって、目をしっかり休ませること？

使い過ぎの目をいたわり、目を使う時間を削ること？

実は、どちらも違います。

ただ単純に「休ませる」だけでは、視力回復はのぞめません。目は、〝使って〟〝鍛える〟ことで、どんどんよくなっていくのです。

これは、私が速読法のインストラクターとして長年、多くの方を指導する中で発見した視力回復の原理です。速読で目を四方八方に動かすことで、目の筋肉「眼筋」が強化され、視力回復に至った…という方を、今まで大勢見てきました。

人間は、生物進化の頂点にいますが、それでもやはり生物である事実に変わりはありません。生物である以上、よく使う機能は発達し、使わない機能はどんどん衰えていきます。

スマートフォンやタブレット端末をよく見ている方は、「目をよく使っている」とお考えかもしれません。しかし、スマホなどの小さなディスプレイ画面を見るときには、眼筋はほとんど動いていません。これでは「目を使っている」状態とはいえないのです。目も身体の他の部位を鍛えるときと同様に、しっかり筋肉を動かし、ストレッチやマッサージで使った筋肉をほぐすことで、鍛えられ、よくなっていきます。

本書では、場所を選ばず簡単にできる「眼筋トレーニング」を中心に、眼筋ストレッチ、眼筋マッサージ、視野拡大トレーニング…など、目を使って鍛え、視力を回復する方法を豊富に紹介します。

眼筋トレーニングにかかる時間は、1回たったの10秒。ほんの短い時間ですので、毎日続けていただけるはず。あなたの「持続させたい意思」さえあれば。

さあ、本書で紹介する「眼筋トレーニング」で、あなたの視力をよみがえらせましょう。

2014年9月吉日

若桜木　虔

『たった10秒！「視力復活」眼筋トレーニング』◆もくじ

Part 1 「眼筋トレーニング」で、視力が復活する驚きの理由

Part 2
実践「眼筋ストレッチ」で、根本的な目の疲れをとる!

Part 3 実践「眼筋トレーニング」で、眼筋を強くする！

Part 4 右脳強化と血流改善で目はもっとよくなる!

Part 5 速読がもたらす脅威の視力回復効果

本文イラスト／川端有紀子
本文デザイン・DTP／ハッシィ

Part 1

「眼筋トレーニング」で、視力が復活する驚きの理由

「疲労した目は休ませればいい」の大誤解

効率のよい「疲労回復法」とは

現在の日本で、眼精疲労を感じていない人は、ほとんどおられないでしょう。

家にはテレビがなく、スマートフォンもゲーム機も持たず、日常生活の大半を自然の中で過ごしている、というような人だけが例外的に眼精疲労を感じずに過ごしているはずです。

さて、強い眼精疲労を覚えたら、回復させるには、どうしたらよいのでしょうか？

眠ったりして休ませればよい？

いえいえ、違います。

スポーツ選手も、かつてスポーツ医学が発達していなかった時代には疲労回復の手段は、ただ単に身体を休めたり眠ったりすることだけでした。**しかし現在では、スポーツする前後に入念にストレッチ運動をやったり、使い過ぎて熱を帯びた筋肉をアイシングで冷やしたり、逆に温めたりと、色々な回復のための手当てを行います。**そのことによって疲労回復は大幅に効率がよくなりました。

眼精疲労も全身の筋肉疲労と構図は全く同じ

実は、眼精疲労の回復法も全く同じです。眼球には6種類の筋肉が付いており、それに加えてレンズである水晶体の厚みを変える毛様体が存在します。

これらの6つの筋肉と毛様体に、ストレッチ運動をさせたり、冷やしたり温めたりすることで、ただ単純に休ませるよりも眼精疲労の回復は遥かに加速されます。

目の上に蒸しタオルを載せて温めたり、ひんやりした差し心地の目薬を点眼したりといったことは大多数の人が実行した経験があるだろうと思います。しかし、「眼筋ストレッチ」、これは日常的にやっているどころか聞いたことさえない、という人が大多数を占めるのではないでしょうか。

実は眼筋ストレッチは、眼精疲労の回復のみならず、ある程度は衰えた視力を回復

させることにも有効なのです。

それでは、まず最初に、皆さんの目の疲労度をチェックしてみることにしましょう。左ページのチェックリストで、簡単に自己診断をしてみてください。

4項目以上に引っ掛かった場合は、直ちに本書で紹介する眼精疲労回復のための眼筋ストレッチを日常生活の中に取り入れてみてください。

眼筋ストレッチは、ちょっとした時間さえあれば、いつでもどこでも場所を選ばずに実行することができます。入浴中でも、トイレの中でも、通勤通学の電車やバスの中でも、簡単に手軽に行えます。

そうすれば必ず皆さんは眼精疲労からある程度まで解放された実感が得られるはずですし、かなりの確率で視力が回復する人も出てくるはずです。

視力回復に関しては低年齢層の人ほど有効です。

小中学生の子どもをお持ちの方で、学校の視力検査でお子さんの視力低下がわかった場合は、すぐに「これは大変だ」と慌てて眼鏡やコンタクトレンズを作ったりせずに、まず1カ月ほどは本書の眼筋ストレッチや、これから紹介する「眼筋トレーニング」を、ぜひ実践してみてください。

◆目の疲労度チェック

- □ ①近くから遠くを見たり、遠くから近くを見たりすると、しばらく視界がボヤケる
- □ ②目の表面がカサカサと乾いている感じがして、頻繁に目薬を差したくなる
- □ ③コンピュータを使った作業をするとすぐに白目が真っ赤に充血する
- □ ④いつも目の芯が重い感じがして、放置しておくと頭痛に発展する
- □ ⑤読書や勉強をしていると肩がこってくる。あるいは、すぐに眠気や頭重を覚える
- □ ⑥自転車や自動車に乗っていて、横から子どもが飛び出してきたりした時の発見が、以前より遅くなった
- □ ⑦いつも口の中がネバネバと渇いている感じがして、無性に清涼飲料水が欲しくなる
- □ ⑧肺活量の検査や、大きな風船を一気に膨らまそうとした時に、めまいや脳貧血に似た症状を起こすことがある
- □ ⑨よく、首を寝違える

上の項目で該当するのが

3項目以下	中程度の眼精疲労
4項目～6項目の症状に該当	やや眼精疲労が進んでいる。用心しないとさらに視力が低下する
7項目～9項目の症状に該当	眼精疲労だけでなく、脳全体の疲労が進んでいる。早急に手を打たないと、視力の低下ばかりか、鬱病、脳出血など他の病気の危険性がある

スマートフォン・携帯電話が、眼筋を衰えさせている

「スマートフォン時代」と視力の低下

携帯電話やスマートフォンの進化と普及には、めまぐるしいものがあります。

スマートフォンを使えば、メールのやり取りやインターネット検索はもちろんのこと、GPSを使った地図の検索や、アプリによるスケジュール管理も可能。

プライベートでも、ビジネスでも、便利に活躍するスマートフォンは、今や生活必需品といっても過言ではないでしょう。

さてそこで「携帯電話やスマホの使い過ぎで視力が低下した」という人はいませんか?

必ず大勢いるはずです。では、そういう人のために即席速効の視力回復術を本書で

紹介することにしましょう。

目を使わないから視力は低下する

人間は生物進化の頂点にいますが、それでも、やはり生物である事実に変わりはありません。ロボットやアンドロイドではなく生物である以上は、使う機能は発達し、使わない機能はどんどん衰えていくのです。

ハンマー投げの室伏選手のような鍛えに鍛えて筋骨隆々の肉体と、運動を全然しないでテレビゲームばかりやっていてブクブクに太ってしまったオタク少年の〝メタボリック体型〟を、脳裏に思い浮かべて比べてみてください。

そうです、**携帯電話やスマートフォンばかりやっている人は〝目を使っていないから、視力が低下してしまった〟のです。**

そんなことを言われると「えーっ、そんな馬鹿な！　携帯電話やスマホのやり過ぎで目が悪くなったんだよ！」と抗議する人がいるかもしれません。

では、ここで19ページの図を見てください。

目には内直筋《ないちょくきん》・外直筋《がいちょくきん》・上直筋《じょうちょくきん》・下直筋《かちょくきん》・上斜筋《じょうしゃきん》・下斜筋《かしゃきん》という6種類の眼筋

がくっついていて、目を動かす役割を受けもっています。

それでは、皆さんが携帯電話やスマートフォンで、メールやゲームを一生懸命にやっている際の目の動きを思い返してみてください。実際にメールやゲームをやってみてもOKです。

さあ、もうわかりましたね。**携帯電話やスマートフォンのディスプレイ画面は小さいので〝目をほとんど動かしていない〟という事実に気づくはずです。使わない、動かさない筋肉は、どんどん衰えていきます。眼筋も決して例外ではありません。**

事故などで下半身の機能が奪われ、車椅子の生活を余儀なくされるようになった人の足は、細く痩せ衰えてしまいます。よほど工夫をしないと、筋肉を保つことはできません。眼筋も全く同じで、目を動かさないでいると細く痩せ衰えてしまいますが、そうなると、いったいどういう現象が目に起きるでしょうか。

眼球は硝子体《しょうしたい》の内部圧がありますから、眼筋が圧力に負けて、風船が膨らむように膨張します。ところが眼球は頭蓋骨《ずがいこつ》の眼窩《がんか》の中に収まっていますから、上下左右の方向には広がることができません。もっぱら開口部のある前方に膨張し、眼球はわずかですが、前後に長く伸びることになるのです。

目の動きで6つの眼筋はどう変わるのか

正面から横へ眼球を動かすと…

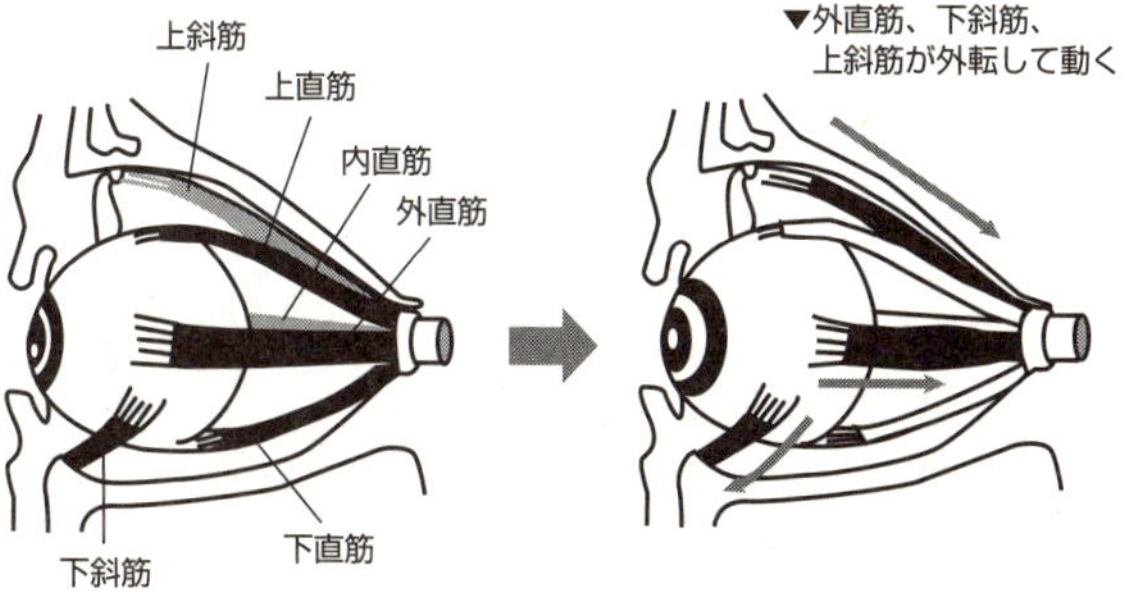

目の動きと眼筋の関係

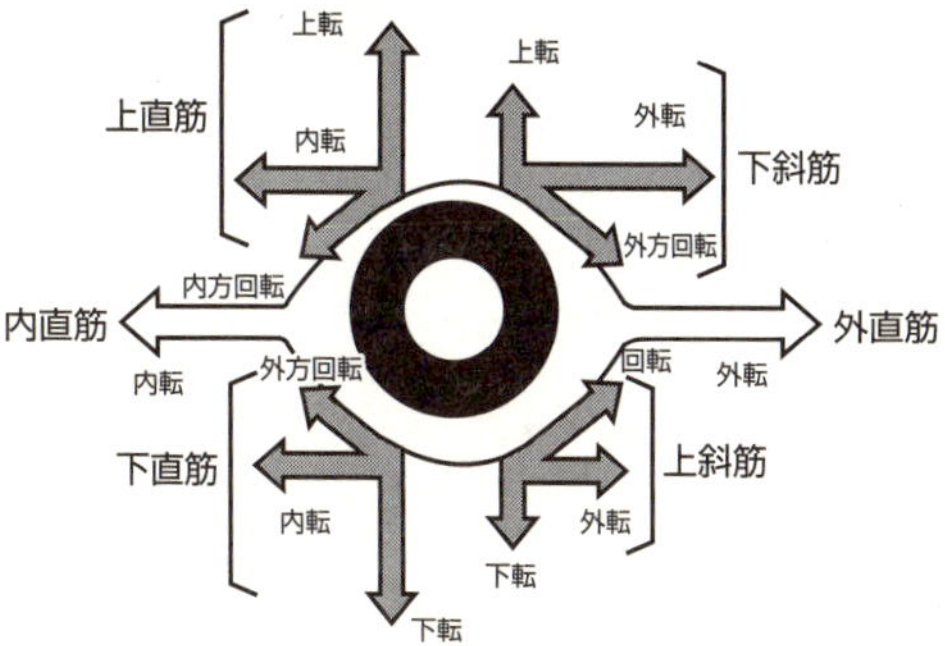

6種類の眼筋を鍛えれば、視力は徐々に回復する！

本書のトレーニングが有効な近視の種類

左ページの図を見てください。

1カ所だけを見て、あるいは狭い範囲だけを見て、滅多に目を動かさない生活を続けていると、どんどん眼筋が痩せ細り、眼球の奥行（眼軸）に異常が起きてきます。

全く動かさないことは、病気でもない限り有り得ませんから、眼筋の衰弱の程度には、どうしても個人差が現れます。

最も起きやすいのは前述した**6種の眼筋が衰えたことで、眼球が前後に長く膨張して発生する「軸性近視」**で、その次に起きやすいのが、**6種の眼筋間の衰弱程度にアンバランスが発生することによって眼球が歪み、それが原因で網膜《もうまく》に映し出される画**

近視・遠視の目で起きていること

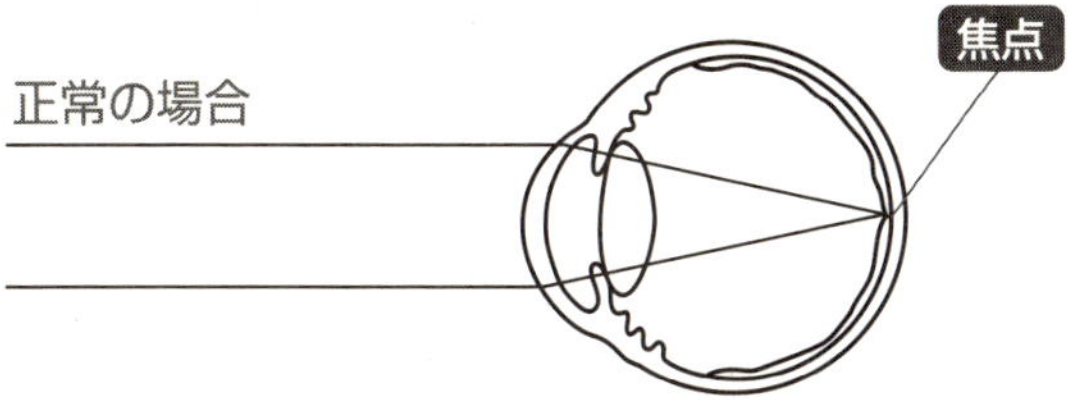
焦点
正常の場合

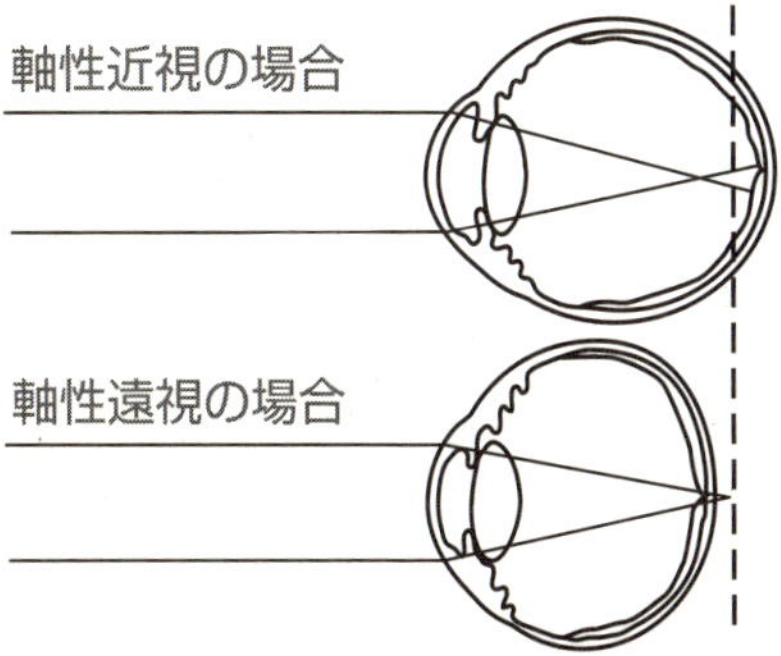
軸性近視の場合
軸性遠視の場合

◀眼筋（4つの直筋と2つの斜筋）が動かなくなると眼球の奥行（眼軸）に異常が起き焦点がずれる。

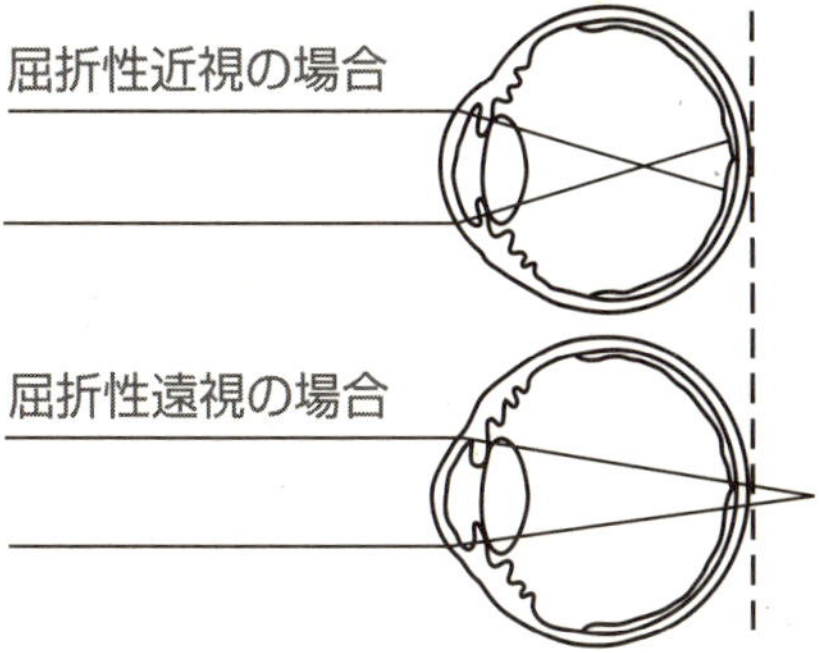
屈折性近視の場合
屈折性遠視の場合

▶水晶体の屈折力が強過ぎたり、弱過ぎたり。毛様体の疲労が原因で、水晶体の厚さ調節が不可能になり、焦点がずれる。

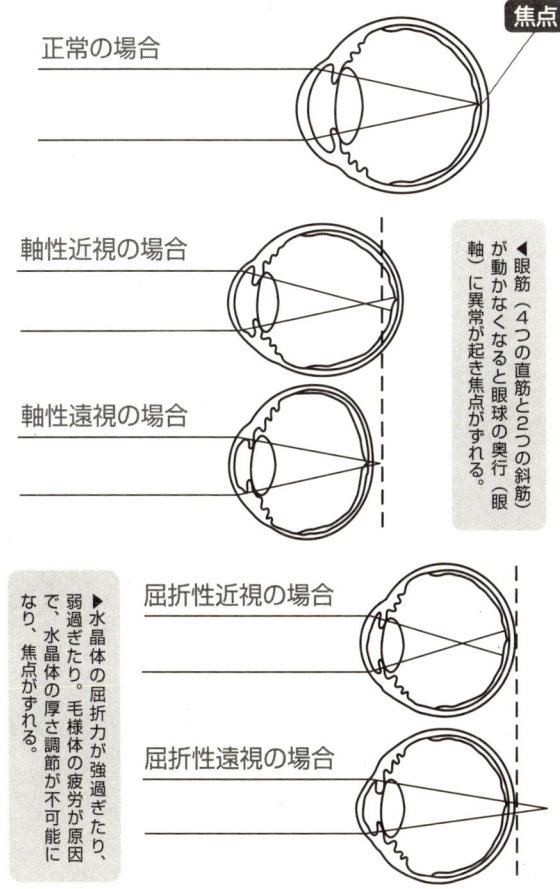

像に乱れが発生する「軸性乱視」です。

一般的に「目が悪くなった・視力が低下した」といわれるのは近視か、乱視の入っている近視の2つです。スマートフォンや携帯電話のやり過ぎで目が悪くなるのは、99パーセント以上この2種類に限定されます。また本書で述べる視力回復法が有効なのも、この2種類の視力低下です。「軸性遠視」は、先天的な場合が多く、本書のトレーニング法は必ずしも有効ではありません。軸性遠視の方は眼科専門医の診察を受け、その指導に従う必要があります。また、屈折性近視、屈折性遠視に対して本書のトレーニング法は特に迅速かつ顕著な効果を発揮するものではないですが、徐々に回復効果が見込めます。

視力回復に効果的な「トレーニングとストレッチ」

視力を回復させるのには、トレーニングとストレッチを組み合わせて行うことが効果的です。トレーニングの前後にストレッチを行うのが、最も効果的な視力回復の訓練スケジュールです。

本書で最大ウエートを置く眼筋トレーニングでは、6種類の眼筋を強化する〝筋ト

レ〞によって、前後に長く膨張した眼球の軸を正常な長さに戻します。

眼筋ストレッチでは、水晶体の厚みを変化させている毛様体を鍛え、スムーズに厚さの調節が行えるようにし、さらに6種類の眼筋をしっかりとほぐします。

まず、眼球の動きを司る6種類の眼筋とその運動を紹介しましょう。

・内直筋……内側を見る運動を支配
・外直筋……外側を見る運動を支配
・上直筋……上内側を見る運動を支配
・下直筋……下内側を見る運動を支配
・上斜筋……下外側を見る運動と同時に、グルリと回して見る、車輪回転運動を支配
・下斜筋……上外側を見る運動と同時に、グルリと回して見る、車輪回転運動を支配

要するに、これらの運動を定期的に、日常的に行うように生活習慣を工夫して眼筋を強化すればよいわけです。

乱視が入っていない〝単純近視〞の人は6種類の眼筋強化を均等に行い、乱視が入っている人は、アンバランスを矯正するために、弱い眼筋の強化に重点を置いて眼筋トレーニングを実行するようにします。

かけるだけで効果あり！「視力回復カード眼鏡」の秘密

「視力回復カード眼鏡」で、眼筋を自然に動かす

本書には、《視力回復カード眼鏡《めがね》》が付録されているので、まず、これを使った視力回復トレーニングを行ってみることにしましょう。

この方法が有効であるという事実は広く知られるようになっているので、一部の百円ショップとか、アイデア商品の店で、プラスチック製の視力回復眼鏡が取り扱われています。《視力回復カード眼鏡》で効果を得たいと感じた人は、そのような店で探してみてください。見つからなかったら、少し手間が必要になりますが、本書の付録で我慢して手製の《視力回復カード眼鏡》を作成してください。

左ページのガイドに従って作成したらコンタクトレンズや眼鏡を外して《視力回復カ

視力回復カード眼鏡の作り方・使い方

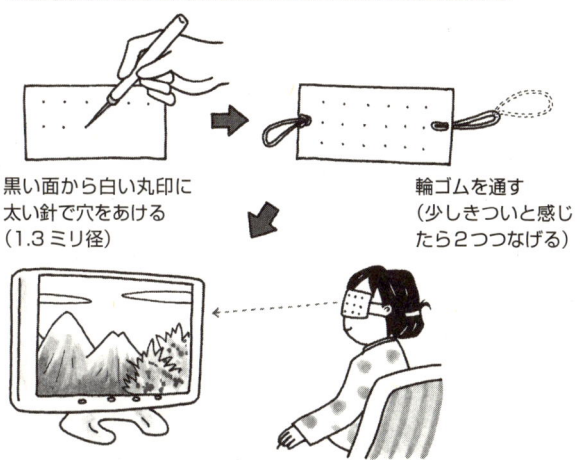

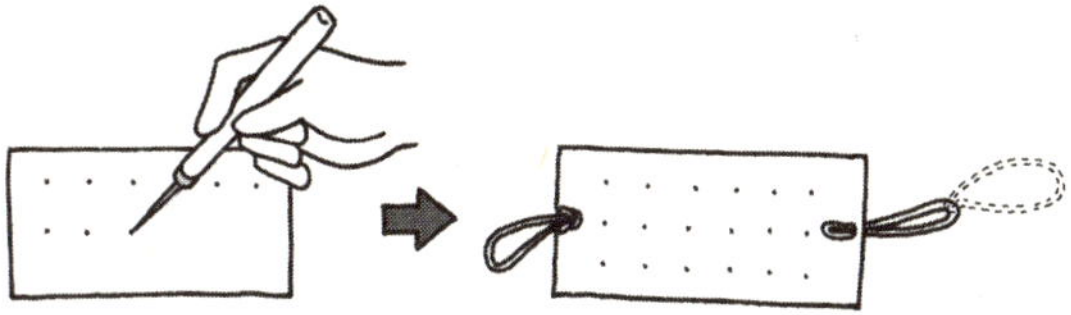

黒い面から白い丸印に
太い針で穴をあける
（1.3ミリ径）

輪ゴムを通す
（少しきついと感じ
たら2つつなげる）

黒い面を目のほうにあててメガネのようにかけて使う

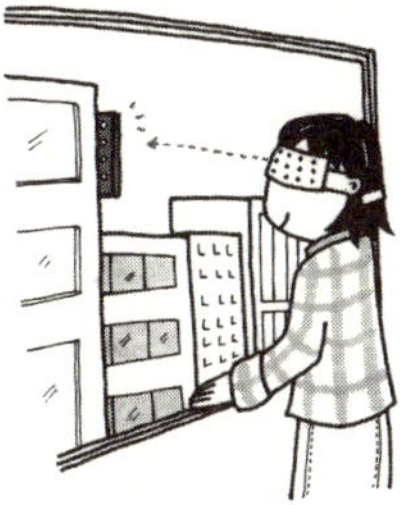

〈近視・乱視の人〉

遠くに見える看板など窓の外の
景色を見ると有効

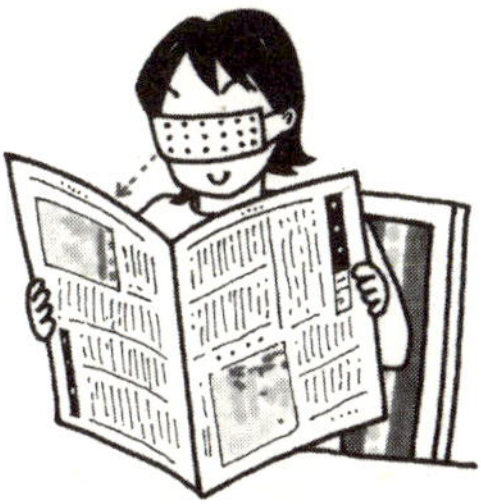

〈遠視・老眼の人〉

目の前の新聞や本の文字など近
くのものを見ると効果的

ード眼鏡》をかけ、テレビや遠くの景色を観察してください。
ちょっと見にくいですが、眼鏡やコンタクトレンズがないと見えなかった字が、よく見えるようになり、ぼんやりと霞《かす》んで輪郭がはっきりしなかった人の顔や景色などが、かなり明瞭に識別できることに気づくでしょう。

これはピンホール・カメラの原理を応用したものです。

ピンホール・カメラとは、レンズを使わないで針穴＝ピンホールを利用したカメラで、古風に針穴写真機などと呼ばれることもあります。

最も簡単なピンホール・カメラは箱の中の奥の面に感光素材を貼り、反対面にピンホールを開けたもので、ピンホールを通り抜けた光は、感光素材の上に像を結び、露光時間さえ十分にあれば、現像した時にちゃんとした写真を撮ることができます。

《視力回復カード眼鏡》に開けた穴はピンホール・カメラの穴と同じで、写真機の箱が眼球、感光素材が網膜というわけです。

ピンホール・カメラは穴だけで、レンズがないのに明瞭な映像が写りますが、これはピンホール・カメラには焦点距離を調節する必要がないからなのです。

穴を小さくすればするほど、焦点深度が深くなってピントが合いやすくなります。

人間でいえばレンズである水晶体が厚過ぎ（近視）でも、薄過ぎ（遠視）でも、ピンホール・カメラの原理を応用した《視力回復カード眼鏡》の働きで焦点深度が深くなり、網膜に結ぶ像が明瞭になるのです。

で、人間の本能として明瞭な映像が見えれば当然もっとよく見ようとするでしょう。そうすると《視力回復カード眼鏡》の穴が光の干渉作用で、広がったり狭くなったりと、まるで生き物のように膨張収縮をしているかのような感じに見えます。

この時、実は気づかないで**水晶体の厚みを調節している毛様体を、伸ばしたり縮めたりといった運動を行っているのです**。

いつも狭い領域ばかりを見て日常生活を送っている人は、毛様体を意識的に動かす機会が非常に少ないので、どんどん〝レンズ調節機能〟が衰えていきます。**《視力回復カード眼鏡》を毎日、こまめに着用して毛様体を伸ばしたり縮めたりする〝ストレッチ〟を実行するように心がけると、水晶体の厚みに原因がある近視や遠視はある程度まで軽減されます**。

1回せいぜい5分程度で十分です。まずは朝昼晩の3回からスタートして、徐々に回数を増やしていきましょう。

子どもには眼筋トレーニングが、さらに効く！

90％以上の治癒率が期待できる「子どもの眼筋トレーニング」

さて、前のページで紹介したのは《視力回復カード眼鏡》による毛様体のストレッチですが、**小・中学生などの学童時代の視力低下は、まずこの毛様体の〝運動不足〟が原因で起きます。**

せいぜい運動不足で、まだ筋肉の衰弱までは、状態の悪化は進行していません。

ですから、適度な運動を実行することによって回復させることが可能になります。

例えば病気で入院しても、期間が1週間程度なら、退院した時に全身の筋肉がナマっていても痩せ衰えるところまで状態は進行していないはずです。

ですから、ジョギングしたり、軽めの鉄アレイやバーベルを持ち上げたり、といった運動を根気よく実行することによって、筋肉は元の筋力を取り戻します。

ですが、事故がひどくて1年以上も意識がなくて、その後に奇跡的に意識を取り戻した、などという場合は、どうでしょうか。

手足を含む全身の筋肉は痩せ衰え、ジョギングどころか歩くことさえも困難なほどになっている可能性が高いです。

小・中学生で視力が低下した、というのは、この場合の〝1週間入院〟の例に相当し、中年以上の視力低下は〝超長期入院〟に相当します。

ですから、小・中学生の視力低下の治癒率は高くて〝仮性近視〟などと呼ばれます。

中年期以降の視力低下でも、視力復活の可能性は十分ある！

それに対して中年期以降の視力低下だと治癒させるのは難しく、よほど根気よく続けないと、効果が得られません。そのため〝真性近視〟などとも呼ばれます。

たとえ〝真性〟と呼ばれようとも、6種類の眼筋と毛様体の極端な衰弱が視力低下の原因なわけですから、治癒の可能性は決してゼロではありません。

まずは**《視力回復カード眼鏡》をマメに着用しましょう。**

テレビを見る時は必ず傍《そば》に置いてCMなどは《視力回復カード眼鏡》を着用して見てください。本編をずっと《視力回復カード眼鏡》をかけたまま見るのは、見にくいし、辛いものがあります。

ですが「CMタイムは《視力回復カード眼鏡》を使った眼筋トレーニングの時間」というふうに決めていると、習慣づいて忘れることがありませんから、**よくいわれる「テレビの見過ぎで視力が低下する」ということは、まず起きません。**

ただ、ゲームの場合ですと、CMが入りません。ずーっと小さな画面に神経を集中し、6種類の眼筋と毛様体をほとんど動かさない状況が長時間にわたって続きます。

これは、目にとっては非常に悪い状態ですから、子どもをお持ちの父母の方々は特に注意する必要があります。

「テレビもテレビゲームも同じ」と考えがちですが、実はCMというリラックスタイムが入らないので、目に対する悪影響という点に関しては根本的に違います。

NHKでさえ番組予告などの宣伝が入りますから、こういうCMタイムを眼筋トレーニングにあてることで、日々、視力回復の訓練をすることは可能です。

またテレビは、液晶の大画面のものほど目にとってはよい効果を得られます。

視力を決定する毛様体の仕組み

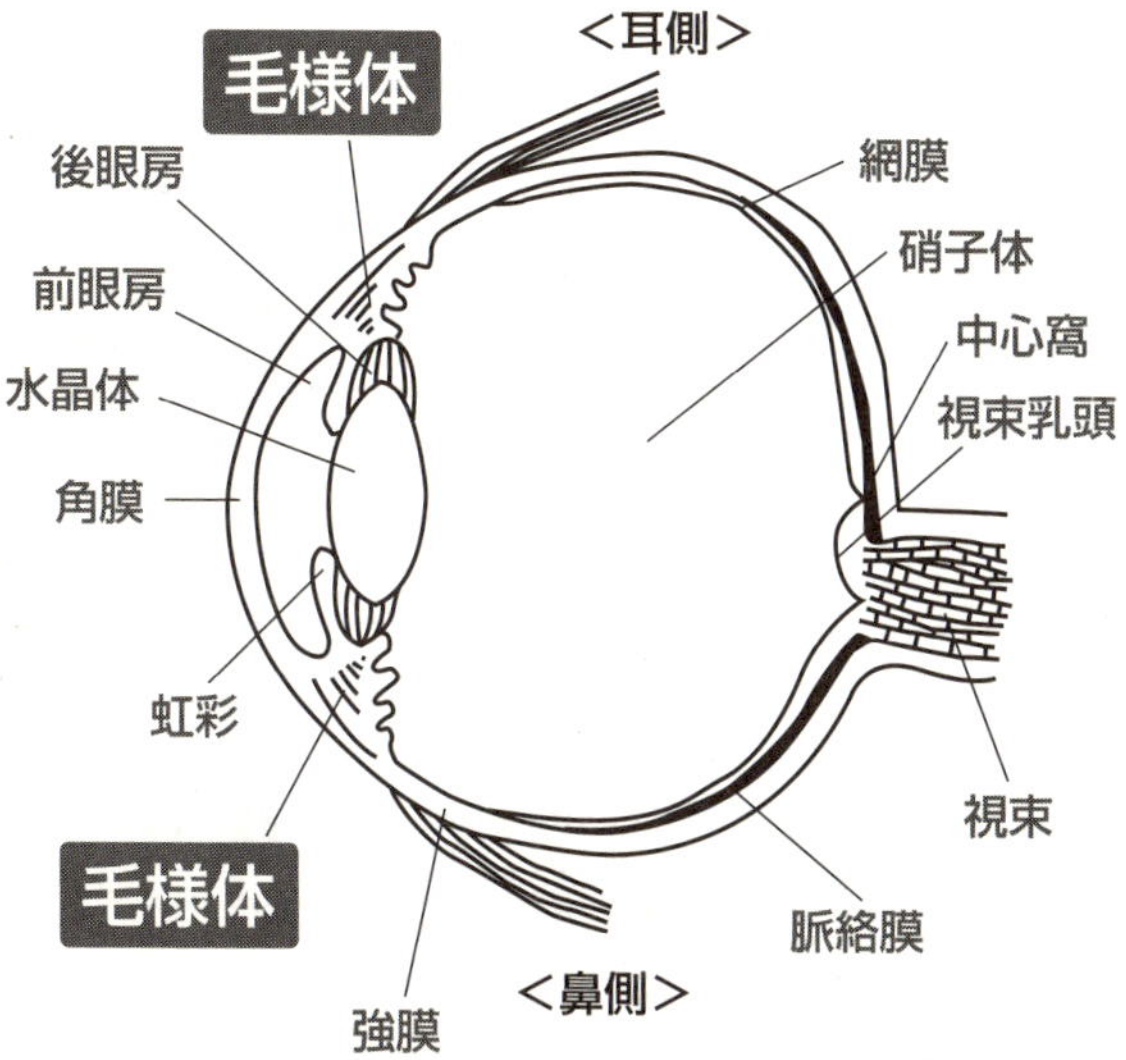

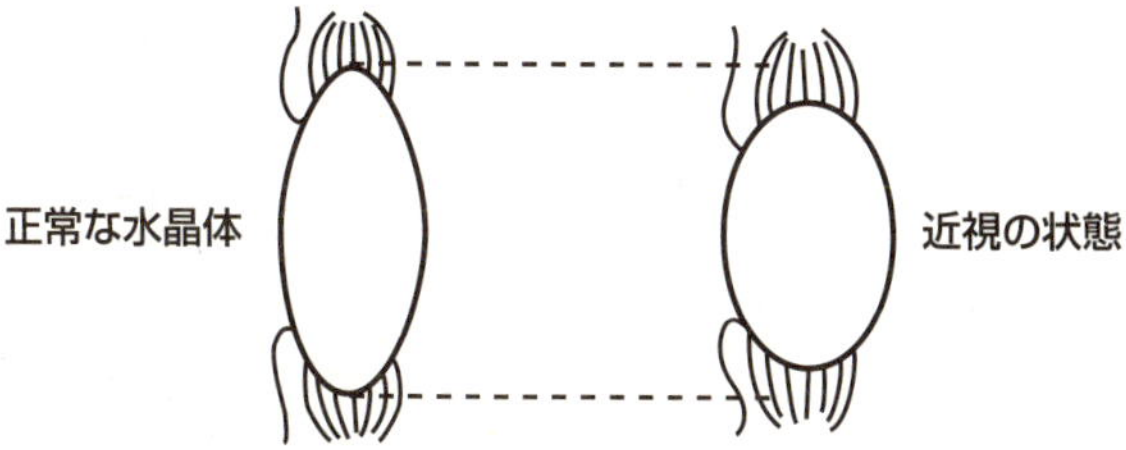

▲眼筋の収縮、弛緩がうまくゆかず、水晶体や眼球全体の形が変化したままになってしまう——これが異常の原因である

トレーニング・ストレッチ・マッサージの相乗効果で、眼筋を強くする

血行不良を改善するのがポイント

眼精疲労を除去したり仮性近視を治す方法として、色々な手法がいわれています。その１つが、眉の位置ですとか、眼窩（頭蓋骨になった時にポッカリと黒く見える、眼球の収まっている穴）の周辺部をマッサージする方法です。

視力の低下は６種類の眼筋と毛様体が運動不足などで痩せ衰えたことによって引き起こされる、と述べてきました。

痩せ衰えた筋肉は運動することでしか回復させることができませんが、衰弱した筋肉は同時に血行不良も起こしています。

血行不良に対してはマッサージが有効ですが、あいにく眼筋は眼窩の中にすっぽり入

り込んでいるので、直接のマッサージは、したくてもできません。

そこで**目の周辺部をマッサージすることで刺激を加え、間接的に眼筋の血行も回復させようという発想です**。例えるなら、アキレス腱の辺りが疲労しているのに対し、ふくらはぎだとか、太ももの辺りをマッサージするわけです。

血行不良は、ある部位で集中的に発生していたとしても、体内で血管というパイプによって繋がっていますから、近くの部位をマッサージすることによって、それなりの治癒効果は得られるのです。

まず、35ページの眼筋マッサージ①を参考に、目を閉じた状態で、**眉下《まゆした》の瞼《まぶた》の周囲を、眼球を眼窩に押し込むような感じで、圧力を加えていきます**。軽い痛みを感じる程度の強さが最も適当です。また、眉を強く押して痛みのある人は、特に痛みを覚えた箇所を意識的に力を込めてマッサージするのも有効です。

東洋医学も認める経絡点のマッサージ

もう1つは、35ページの眼筋マッサージ②のように**側頭部の凹み（目と耳の中間辺り）の〝客主人《きゃくしゅじん》〟という名称の経絡点《けいらくてん》を揉みほぐす**ことです。

この場所は、ボクシングなど格闘技では急所の〝テンプル〟と呼ばれる箇所で、ここに強いパンチを貰って脳振とうを起こし、一発でKOされるシーンもよくテレビのボクシング中継などで見受けられます。それだけ脳に直結している箇所なので、マッサージすると眼精疲労には有効なのです。

ですが、ただ単にマッサージだけ行ってトレーニングをしなければ、眼筋は痩せ衰えてしまいます。手足の筋肉を鍛える時と同様に、筋肉に負荷を与えるトレーニングを行い、負荷トレーニングで眼筋が疲労したら、マッサージとストレッチ運動の併用で、筋肉中に蓄積した乳酸などの疲労物質の除去を図ることも重要です。

高速で眼筋を動かすトレーニングに、眼筋を最大限に伸ばすストレッチ、それにマッサージであるとか、蒸しタオルを載せて目を温める等々の方法を組み合わせることで、初めて大きな効果が得られるのです。

それでは次の章から、眼筋を最大限に伸ばすストレッチを紹介することにします。

眼筋マッサージ①

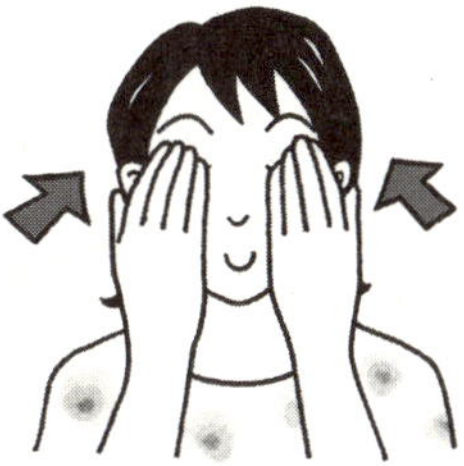

眉下の瞼の周囲を軽く痛みを感じる強さで押す

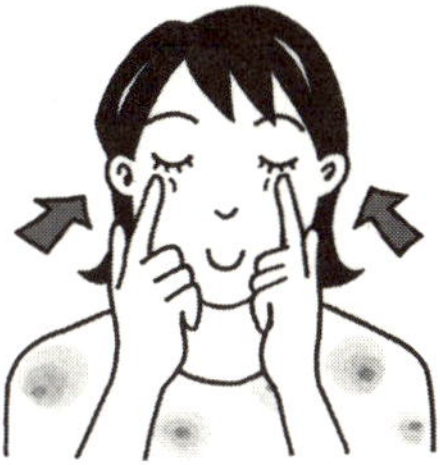

人差し指を使って、目の下を軽く押すのも有効

眼筋マッサージ②

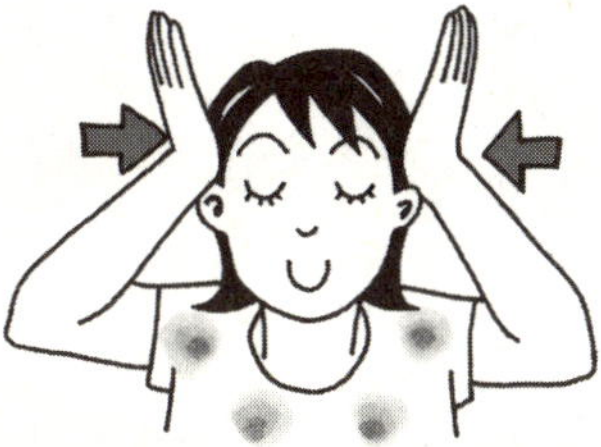

客主人(経絡点)を指で軽く押すか、手のひらで軽くトントンたたく

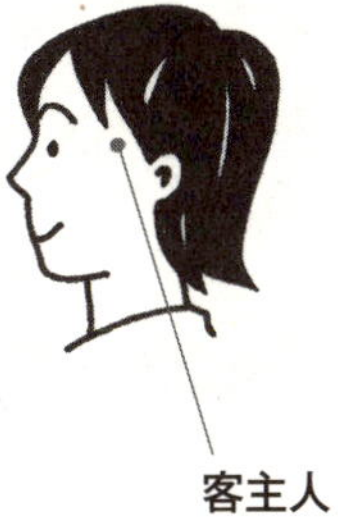

コラム

ゲームによる視力低下を防ぐには①

これまでにもお伝えしたとおり、病的な原因がない場合の視力低下の最大原因は、目を動かさないために、6種類の眼筋と毛様体を衰えさせてしまうことに尽きます。

では、一般的に「目に悪い」とされるゲームは、実際は目にどのような影響を与えるのでしょうか。

まず、画面と目の距離は一定です。そのため水晶体の厚みを変えて遠近を見分ける機能を受けもつ毛様体は、ゲームをやっている間中、全く動かないことになります。

ですから、仮性近視の原因になりやすい、ということは、確かにいえます。

しかし、高速で移動するターゲットを撃ち落とすシューティングなどのゲームですと、目を頻繁に動かすことが可能です。6種類の眼筋—内直筋・外直筋・上直筋・下直筋・上斜筋・下斜筋はターゲットの動きを見極めようと超高速で動きます。動体視力も発達しますし、むしろ目にとってはよい、視力回復効果をもたらすことさえも期待できます。ですから、**ゲームを購入する場合は、高速で不規則に移動する物体の動きを見極めなければならないようなものを選ぶとよいでしょう。**じっくり考え考え、選択しながら先へ進むロールプレイングタイプのゲームは、6種類の眼筋と、毛様体の全てを動かさないことになるので、視力に対する悪影響は大です。

ロールプレイングゲームを行う際には、高速移動タイプのゲームを組み合わせる心配りの他に、積極的に「毛様体を動かす習慣」を生活の中に取り入れる必要があります。

Part 2

実践「眼筋ストレッチ」で、根本的な目の疲れをとる！

暮らしの中で手軽にできる「眼筋ストレッチ」

どこでもできる「遠近を交互に見る」眼筋ストレッチ

それではここから、**1日でそれなりの効果が得られ、暮らしの中で簡単にできる「眼筋ストレッチ」を紹介していきます。**

まず最初に紹介するのは、**近くと遠くを交互に見るストレッチ**です。左ページの図のように、**目の前にあるペンなどの近くの目標と、離れた場所にある黒板などの遠くの目標を交互に素早く見ます。**目標は近くにあるもの、遠くにあるものであれば、なんでも構いません。**まずは10秒間からはじめ、慣れてきたら徐々にストレッチ時間を延ばしましょう。**時間を決めるのは「やり過ぎ」を防ぐため。眼筋も筋肉なので、突然激しい運動を行うとひどい筋肉痛を起こす可能性があり、目にとってよくありません。

遠近を交互に見る「眼筋ストレッチ」

授業中、仕事中に…

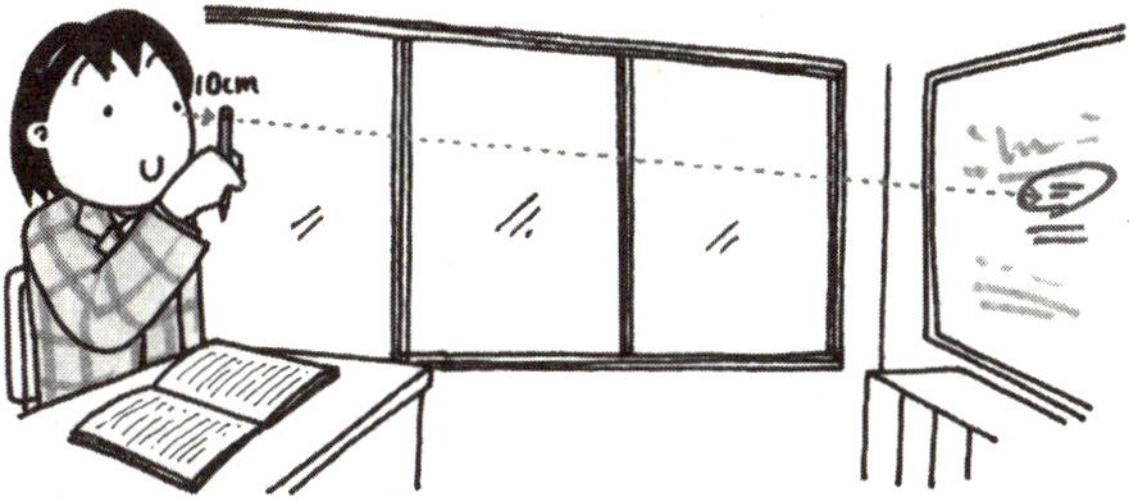

目の前10センチのペン→黒板→ペンと見る。10秒間

雨の降った日には…

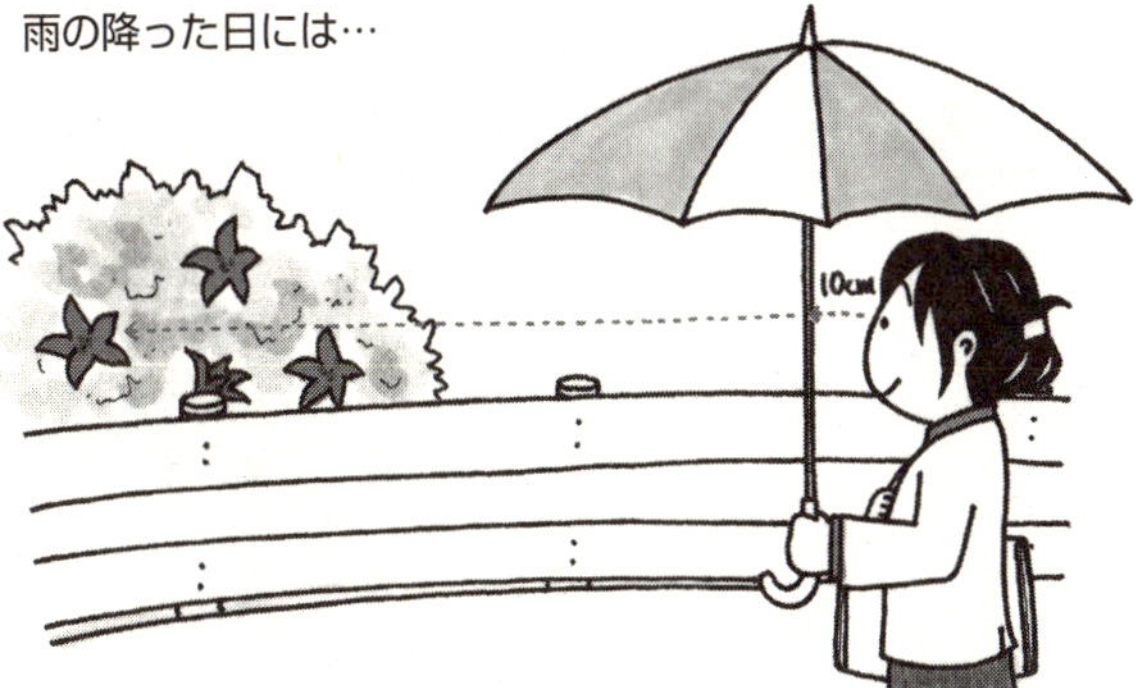

傘の柄→遠くの景色→傘の柄と
繰り返し見る。10秒間

通勤・通学時におすすめの「8の字」眼筋ストレッチ

次は通勤・通学の電車の中などで手軽に実践できる眼筋ストレッチです。

左ページの図のように、**電車の窓やドアなどの四隅を、それぞれ想像の上で対角線で結んでみてください。8の字や蝶型を描くように、右上→左上→右下→左下→右上…と視線を走らせます。**その際、首はできるだけ動かさず、視線だけを動かすこと。**このストレッチも時間は10秒間です。やり終えたら10秒間の休憩を挟んでください。**

大都市圏の通勤電車ですと、駅間の間隔がだいたい2分。10秒やって10秒休み……というペースでやっていくと、1分間この運動を実行することになります。同じ運動を続けるといけません。次の駅までの2分間は、先ほど紹介した遠くと近くを交互に見る運動を10秒間行います。遠近交互視で使うのは毛様体で、8の字運動では眼筋を使いますから、片方をやっている時には、他方を休ませることができます。

さて、この眼筋ストレッチで、時おり、めまいや吐き気などの身体の不調を訴える人が出てきます。気分が悪くなったら、直ちにストレッチを中止してください。そして、その後のストレッチは、自宅など、足元が固定した場所で行うようにしましょう。

電車の中でできる「眼筋ストレッチ」

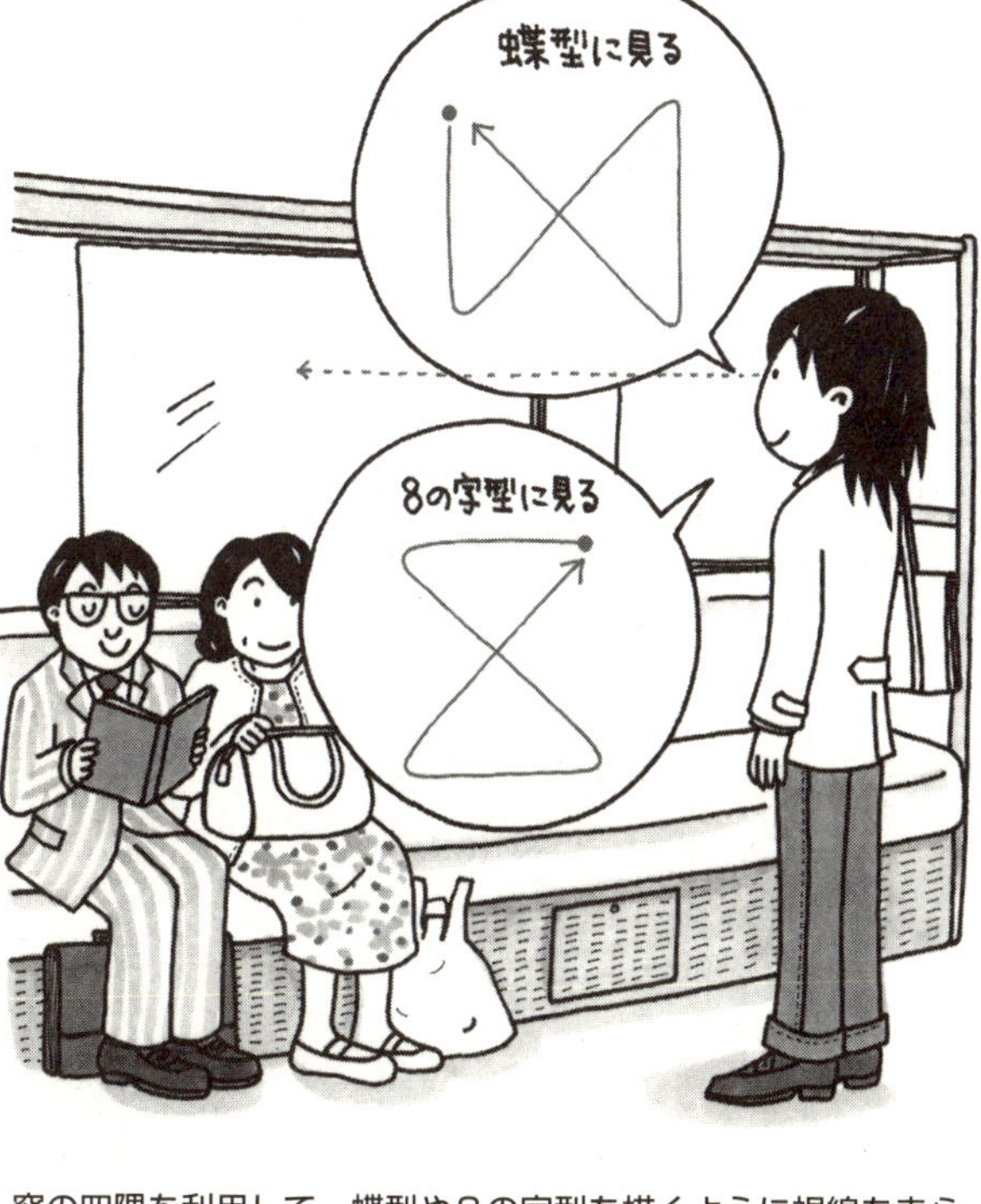

窓の四隅を利用して、蝶型や８の字型を描くように視線を走らせる

図を使った「眼筋ストレッチ」

全てのストレッチで大切なのは、「眼筋を最大限まで伸ばすこと」

それではここから、本書で扱う図を使った眼筋ストレッチの説明をしていきましょう。まず最初に行うのは、線を辿りながら目を動かし、眼筋を伸ばしていくストレッチです。

46~53ページの図では、スタート地点とゴール地点が指示されています。図の実線を眼筋を最大限動かすことを意識しながら、スタート地点からゴール地点まで辿ってください。ゴールに辿り着いたら折り返してスタート地点に戻り、そこでまた、折り返します。ストレッチにあてる時間は、最初は10秒間です。キッチンタイマーを購入し、正確な時間を計測してください。

ここでもストレッチの時間を決める理由は前述のとおり。「やり過ぎ」や「オーバーワーク」を防ぐためです。眼筋は普段意識していないぶん、筋肉の1つであるという意識が薄くなりがちですが、眼筋も筋肉の一部。オーバーワーク状態に陥ると、他の部位同様、激しい筋肉痛を起こしてしまうので注意が必要です。

10秒間ですと最初のうちは、ゴール地点で折り返すどころか途中で時間切れになってしまうかもしれません。しかし、あくまで慌てずゆっくり、眼筋を最大限に動かすことを意識して、ストレッチを行ってください。

これは日を追うごとに少しずつ到達できる距離が伸びてきて、やがて折り返すことができるようになります。

スタート地点まで戻って折り返すことができるレベルまで上達したら、眼筋も十分にほぐれてきていますので、ストレッチ時間を15秒に延長しましょう。どんどん目を動かせる状態になったら、最大で1分まで延ばしても大丈夫です。

でも、それはジョギングからランニングを始めた人がフルマラソンにチャレンジするようなレベルですから、決して焦ってすぐにストレッチ時間を延ばすような無謀はしないように。

50〜53ページの図は、迷路です。これは通常の迷路とは違い、空間ではなく、実線上を辿っていく方式です。視線だけで、眼筋を動かすことを意識しながらなぞっていきます。これもストレッチ時間は10秒間。

ストレッチ時間の10秒以内にゴールに到達できなくても、慌てない。あくまで眼筋を最大限に動かすことが大切です。少し休憩を挟んで再チャレンジしましょう。

54〜59ページの図は、ランダムにおかれた目標を目で追いかけるストレッチです。46〜53ページの直線運動からステップアップし、さらに「目をよく動かす」不規則運動を行います。このストレッチも10秒間。このストレッチでも、眼筋を最大限伸ばすことを意識してください。

60ページのストレッチでは、円運動を行います。このときに、「眼筋を伸ばすこと」と並んでポイントとなるのが、「視野の絞り込みをしないこと」。円運動で眼筋をしっかり伸ばしながら、中央にある花火のような図のしずく、ひとつひとつを視界に捉えることで、眼筋をより効果的に伸ばすことができます。このストレッチも10秒間を目安に、眼筋に過度な負担のかからないところからはじめるようにしましょう。

図を使った「眼筋ストレッチ」のルール

それでは次のページから、1日で効果が期待できる図を使った眼筋ストレッチを実践していきましょう。

ルール

・どのストレッチでも大切なのは、「眼筋を最大限動かすよう意識すること」と、「焦らずゆっくりと、眼筋を動かすこと」の2点です。

・それぞれのストレッチは10秒を目安に行います。

・10秒は制限時間ではないので、最後まで線や数字などを辿ることができなくても構いません。

・10秒ストレッチを行ったら、10秒の休憩を挟みましょう。

・万が一、めまいなどを感じたら、無理をせずストレッチを中止し、次からは5秒、8秒などストレッチ時間を短縮して行います。

・眼鏡、コンタクトレンズは外して行いましょう。

図を使った

眼筋ストレッチ①

左の図の線を、スタートから出発してゴールまでなぞりましょう。

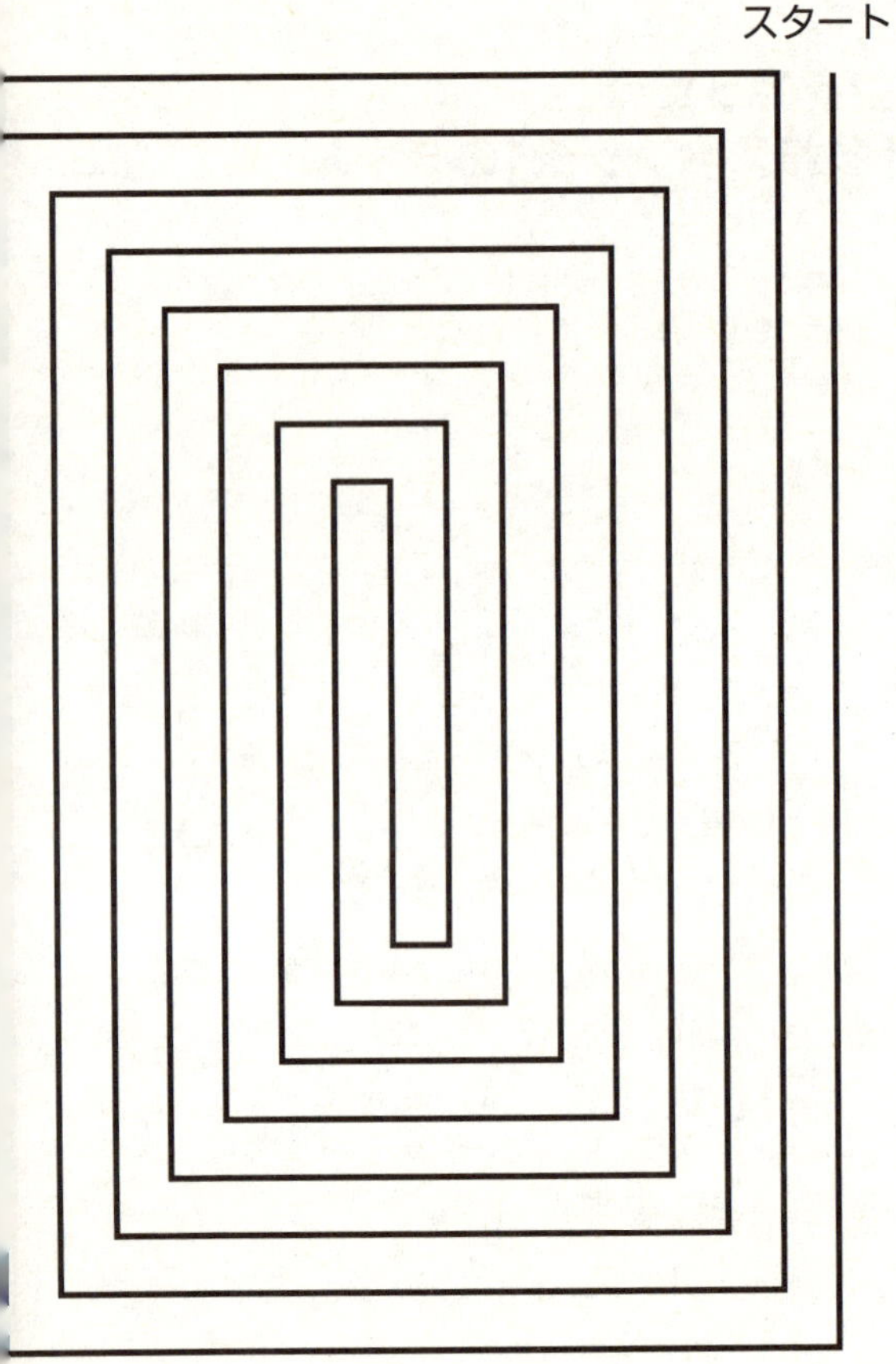

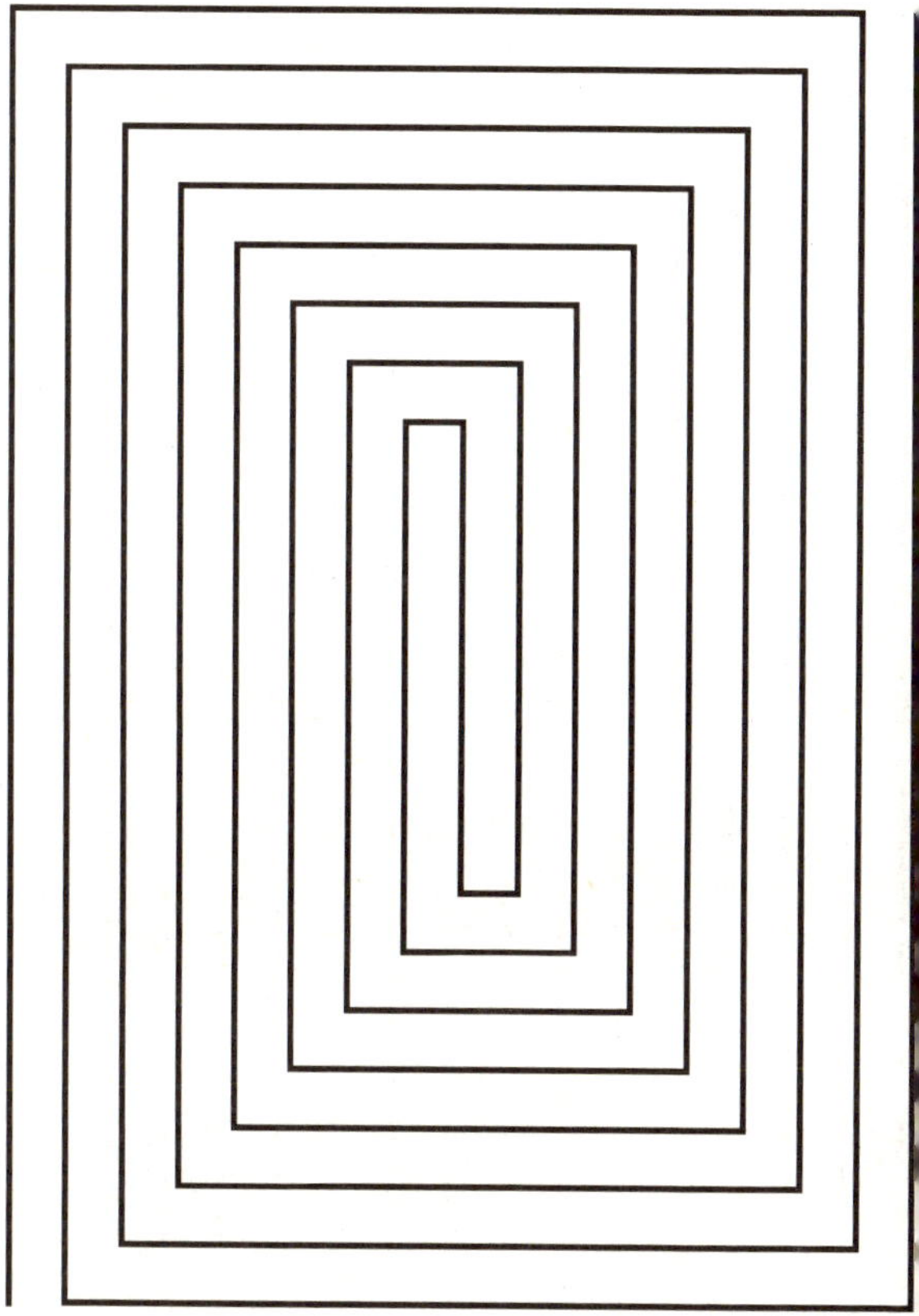

ゴール

図を使った

眼筋ストレッチ②

左の図の線を、スタートから出発してゴールまでなぞりましょう。

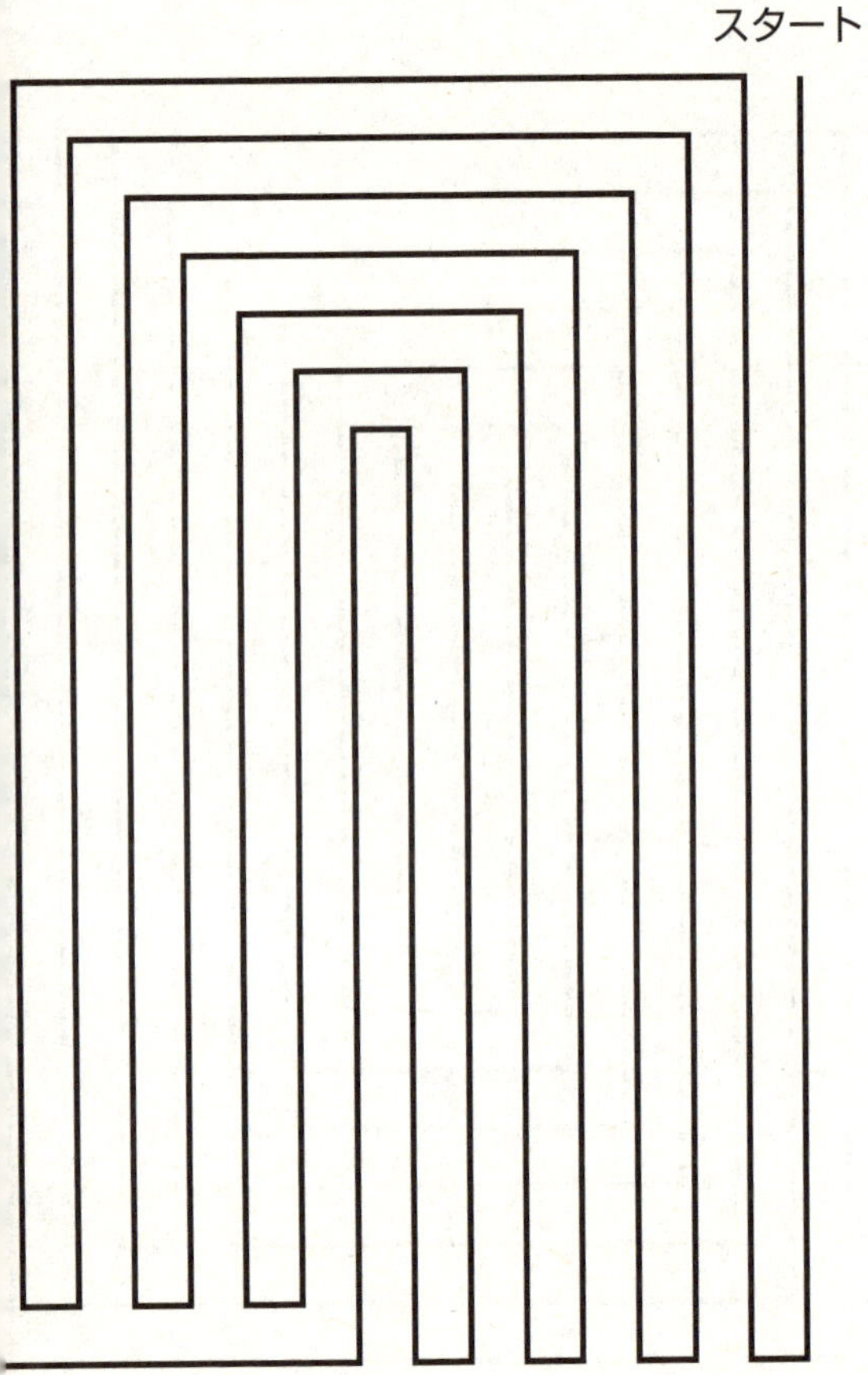

ゴール

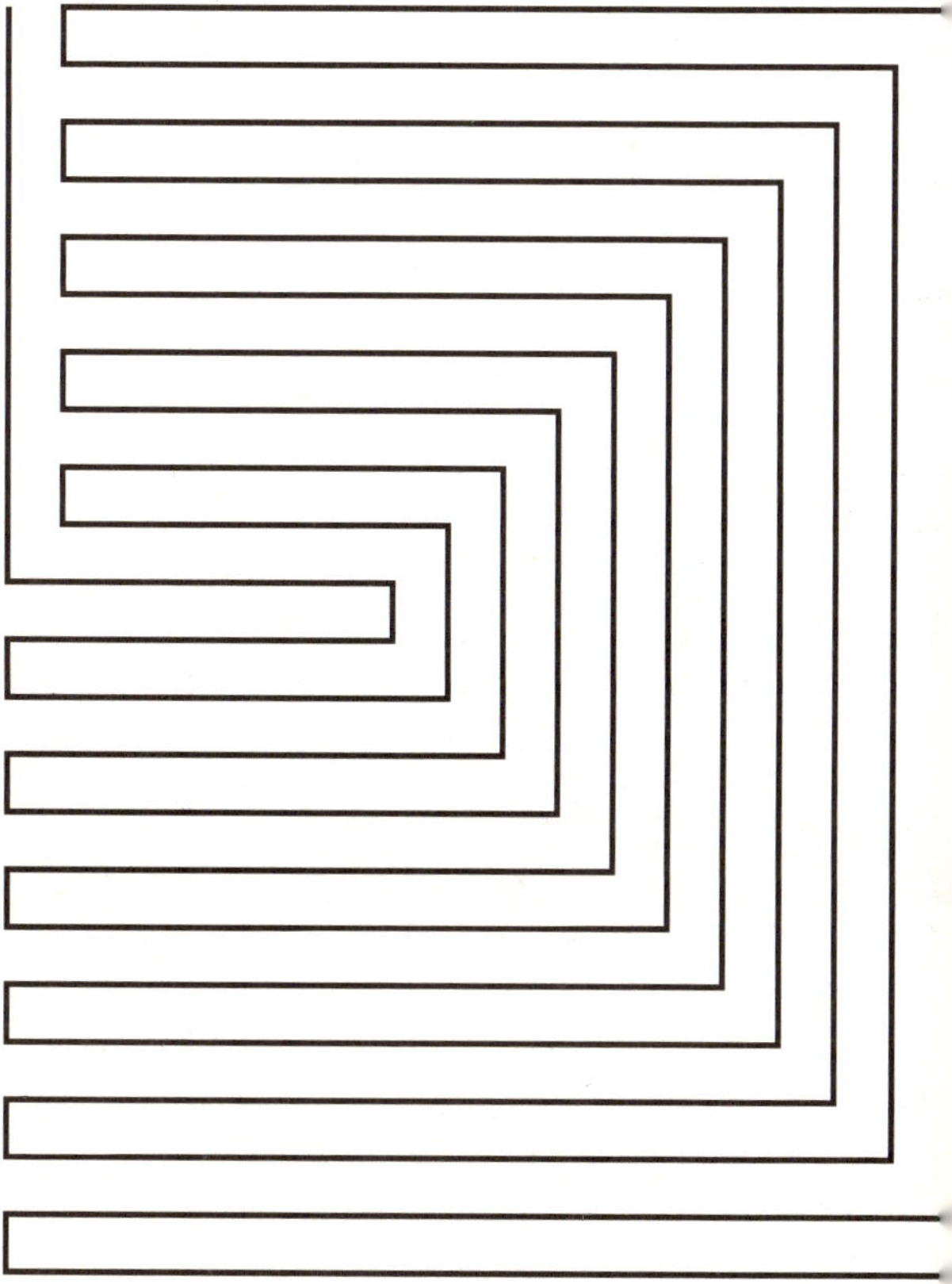

図を使った

眼筋ストレッチ③

左の図は、実線を辿っていく迷路です。スタートから出発してゴールまでなぞりましょう（正解は136ページ）。

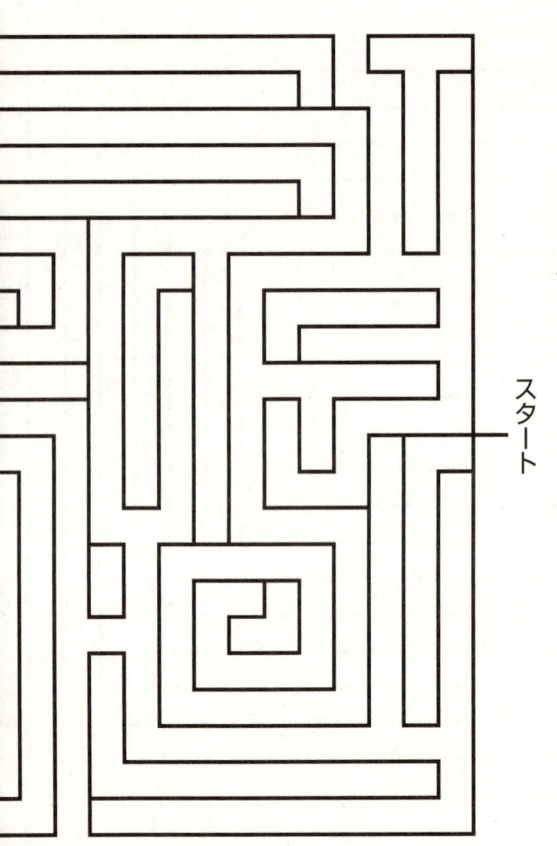

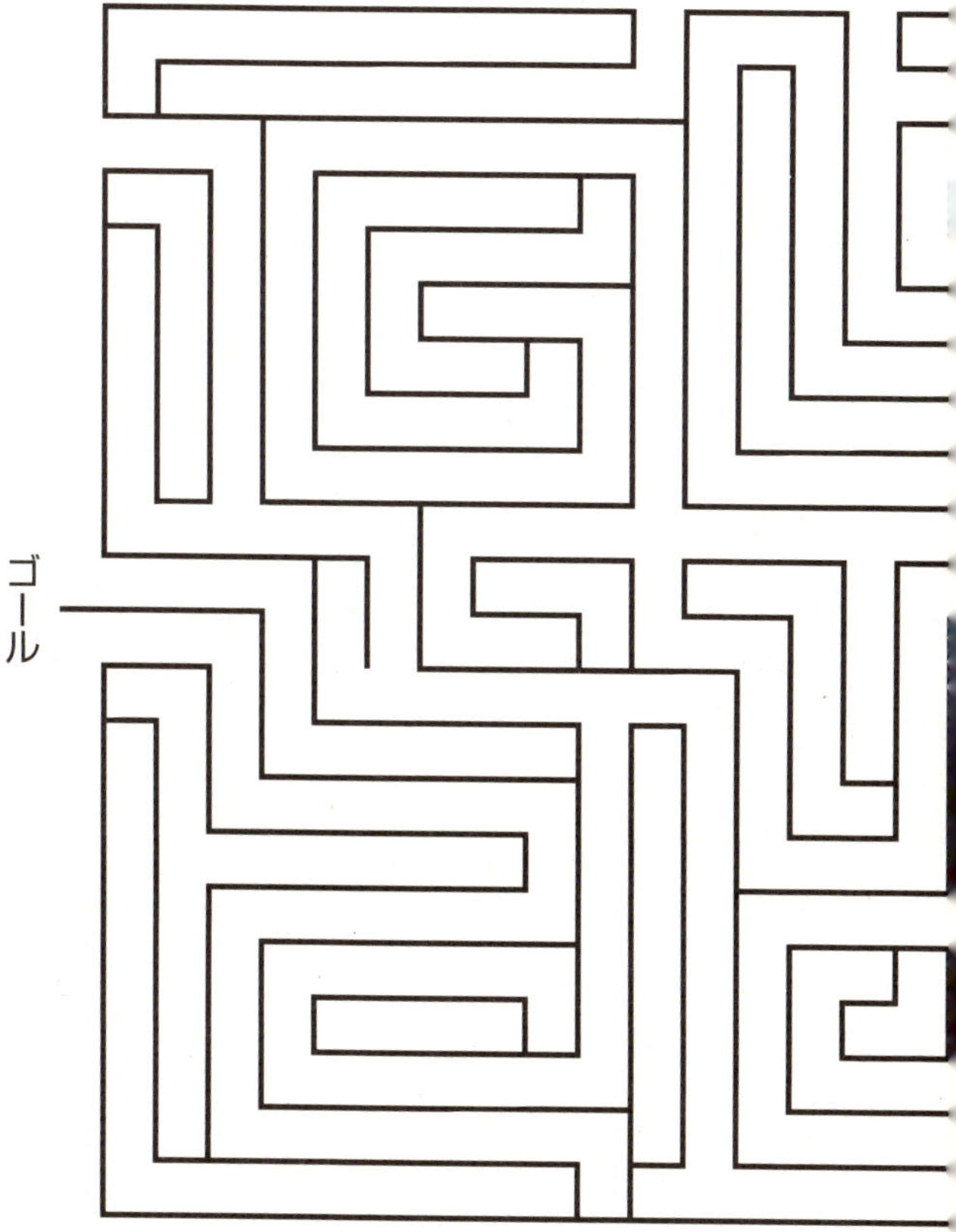
ゴール

図を使った

眼筋ストレッチ④

左の図は、実線を辿っていく迷路です。スタートから出発してゴールまでなぞりましょう（正解は136ページ）。

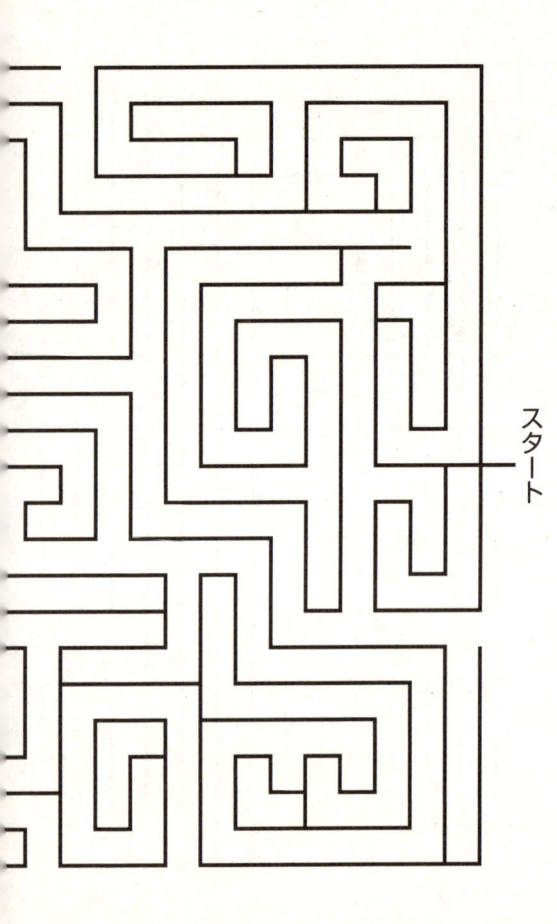

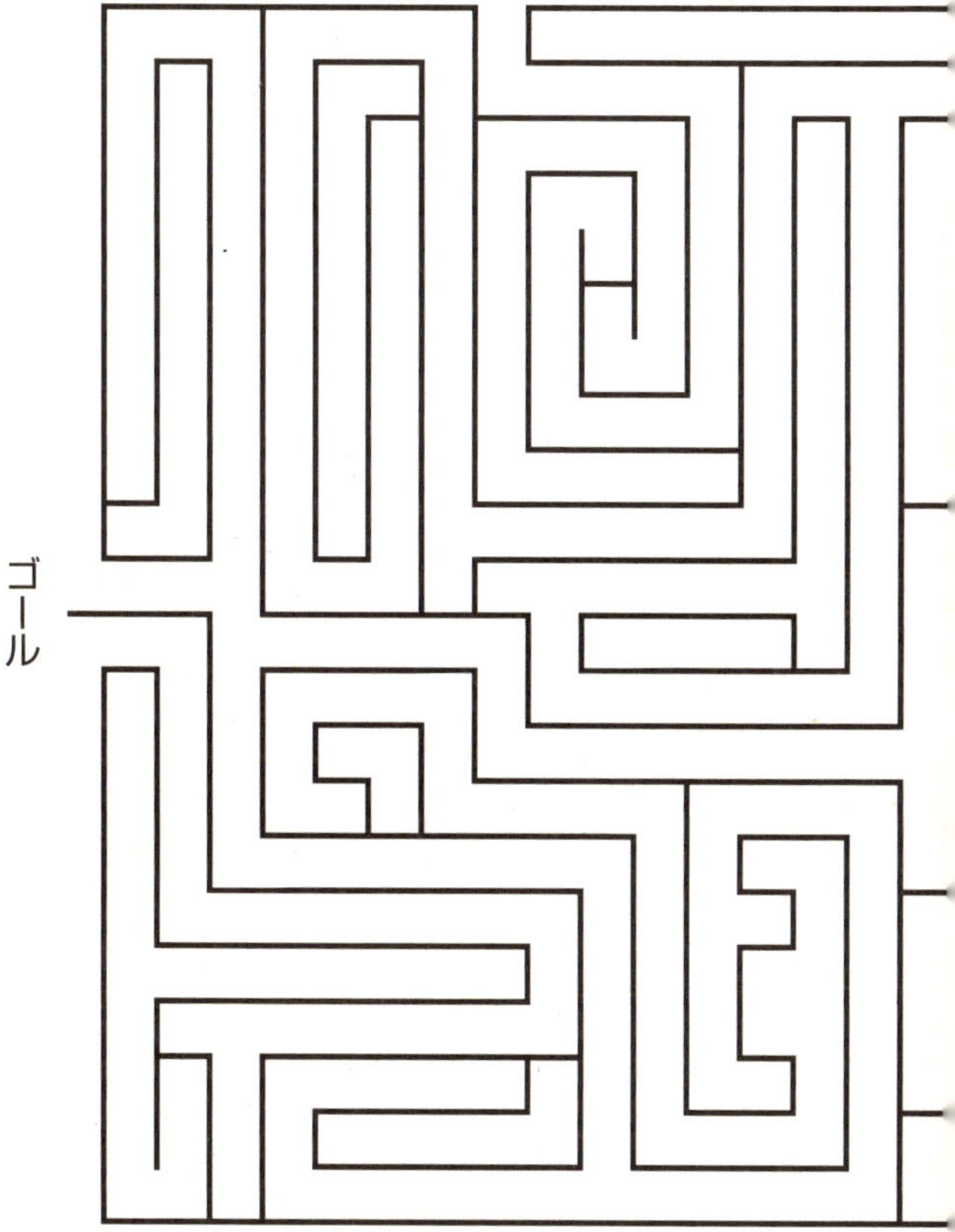
ゴール

図を使った 眼筋ストレッチ⑤

エースからスタートし、エース→2→3→4→5→6→7→8→9→10→ジャック→クイーン→キング→ジョーカーと、カードを順番に見ていきましょう。1周したら、またエースに戻り最初から繰り返します。慣れてきて10秒間で2回以上行えるようになったら、今度はジョーカーからエースの方向に戻る逆運動に取り組んでください。

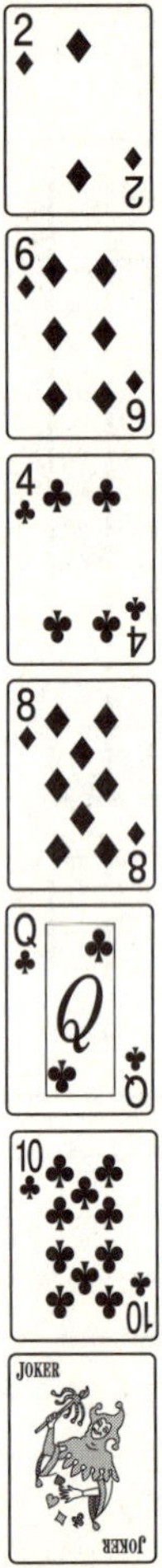

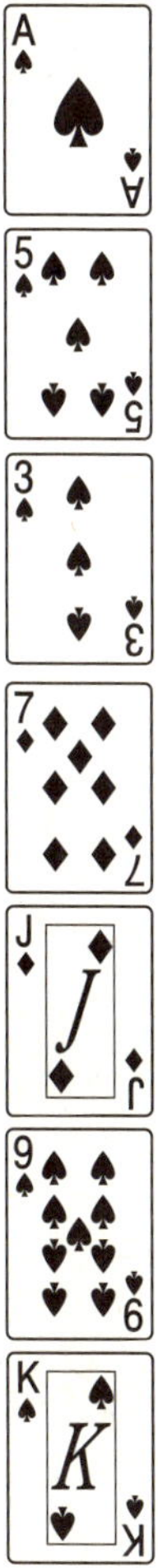
A
5
3
7
J
9
K

図を使った
眼筋ストレッチ⑥

エースからスタートし、エース→2→3→4→5→6→7→8→9→10→ジャック→クイーン→キング→ジョーカーと、カードを順番に見ていきましょう。1周したら、またエースに戻り最初から繰り返します。慣れてきて10秒間で2回以上行えるようになったら、今度はジョーカーからエースの方向に戻る逆運動に取り組んでください。

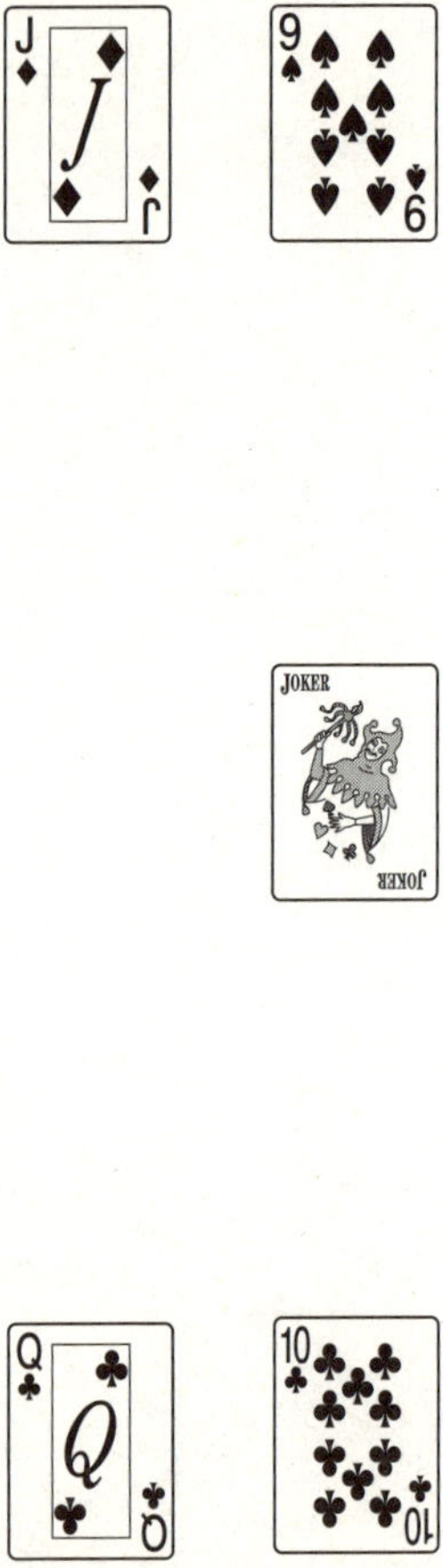

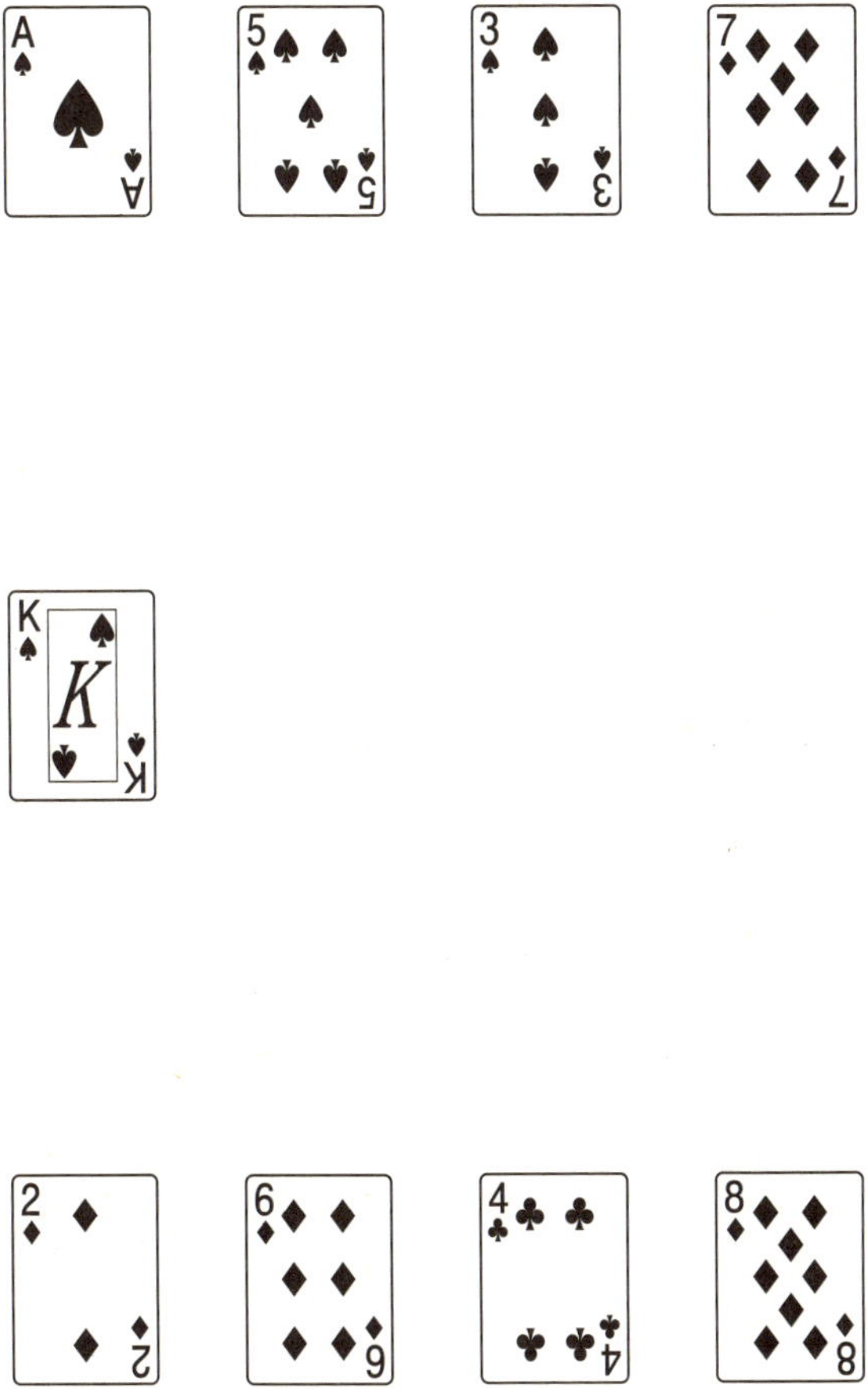

図を使った
眼筋ストレッチ⑦

鳥の頭部近くにある数字を、ゆっくりと1から9まで順番に見ていきましょう。1周したら、また1に戻り最初から繰り返します。慣れてきて10秒間で2回以上行えるようになったら、今度は9から1の方向に戻る逆運動に取り組んでください。

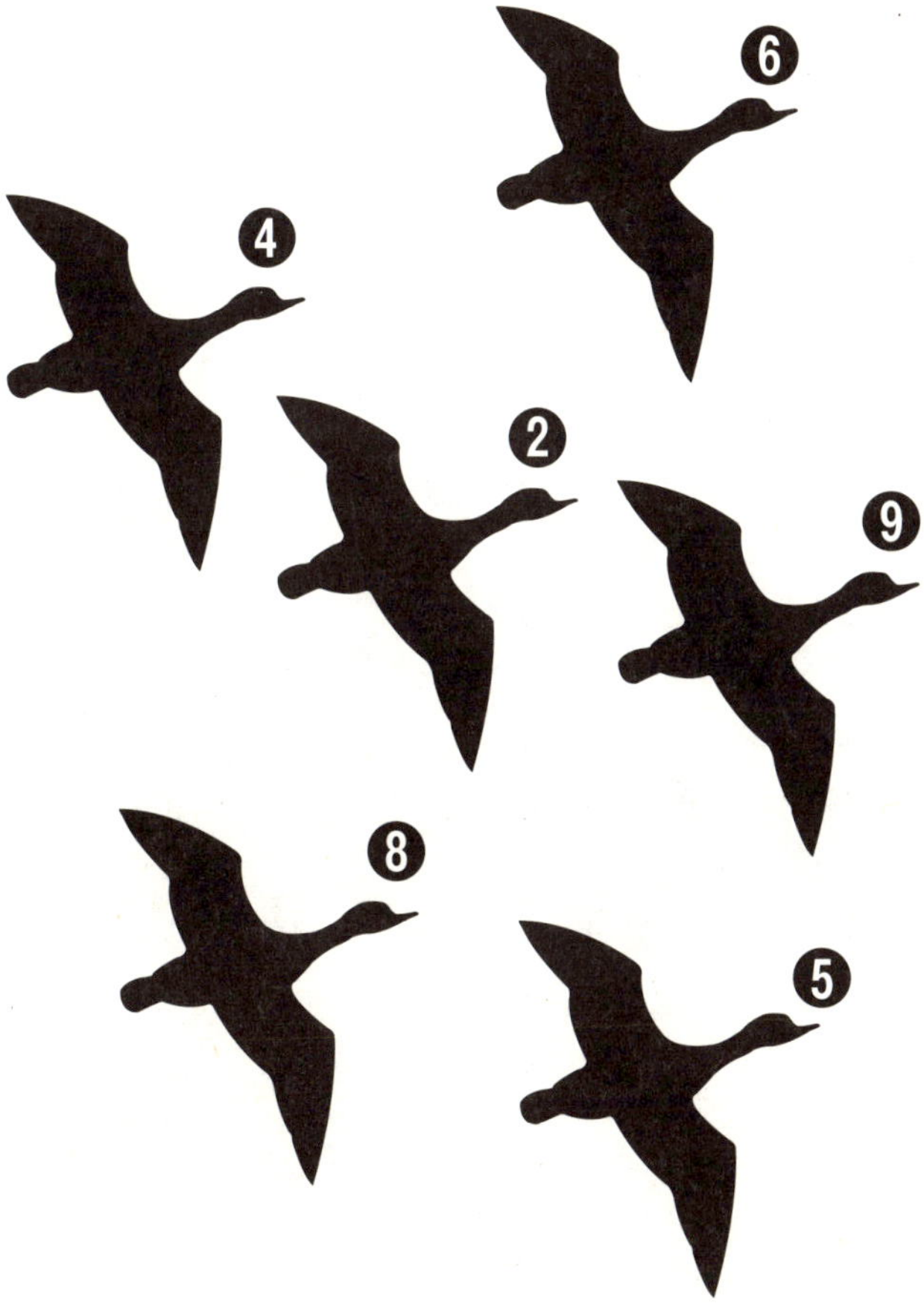
6
4
2
9
8
5

図を使った

眼筋ストレッチ⑧

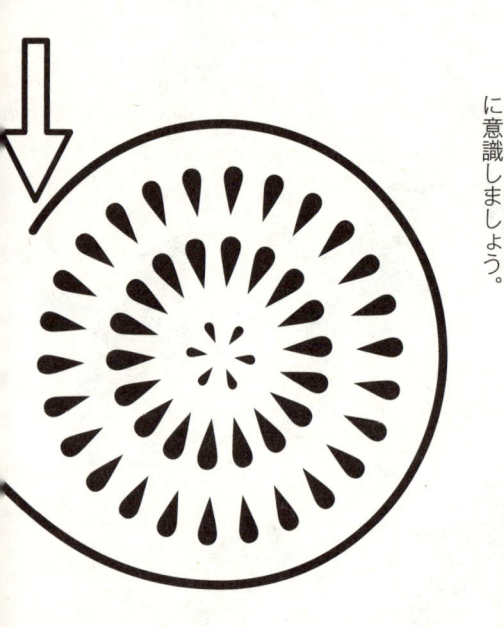

左の図の白矢印からスタートして、黒矢印まで線をなぞります。黒矢印まで到着したら、反転して白矢印まで線をなぞって戻りましょう。線をなぞりながら、中央の図の花火のような部分を構成しているしずくのひとつひとつを視界に捉えるようにし、視野を絞り込まないように意識しましょう。

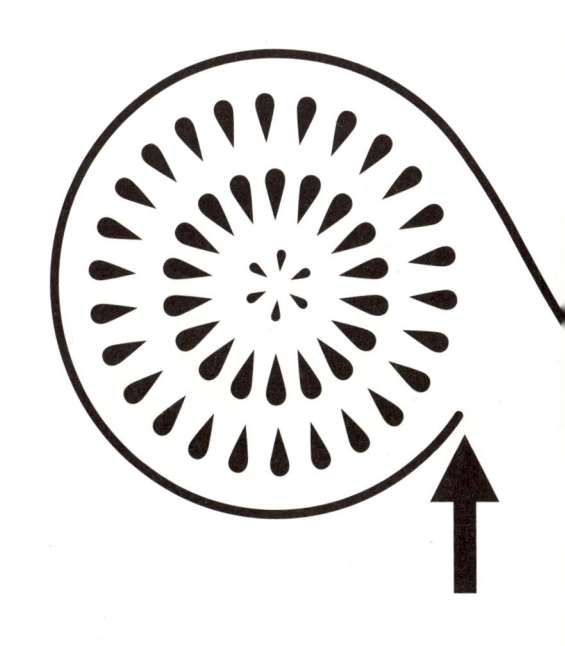

コラム

ゲームによる視力低下を防ぐには②

36ページで、ロールプレイングゲームなど、眼筋を動かさないゲームを多くやる傾向にある方は、「毛様体を動かす習慣」を日常的に取り入れることが大切であると、お伝えしました。

ここでは、毛様体を動かすための具体的な方法を紹介していきましょう。

まずは、**39ページの図で紹介している、近くと遠くとを交互に素早く見る習慣を身につけるようにしましょう**。道路を歩いていたら、必ずこれをやるぐらいの「習慣」にしてしまいましょう。

図では、傘の柄と街路樹とを交互に見ていますが、別の目標でも構いません。

近くの目標は自分の鼻の頭でもよいのです。近過ぎてボンヤリとしか見えなくてもOK。鼻の頭を見て、ずーっと向こうの目標――電柱でも前を行く人の後ろ姿でも、何でもよいので、交互に見ていきましょう。

まずは10秒ぐらいから始め、少し休んで、また10秒。これも、正確に10秒である必要はありません。要するに、**運動のやり過ぎで毛様体をオーバーワークにさえしなければよいのです**。慣れてきたら、10秒を15秒に、20秒に、30秒に……と段階的に時間を長くしていきましょう。

これを習慣づけると周囲の景色に対する注意力も向上して、事故防止にも役立ちます。一石二鳥のストレッチですから、できれば学童などの場合は、学校中で取り組むようにしたいものです。

Part
3

実践「眼筋トレーニング」で、眼筋を強くする！

ポイントは、「目を早く動かす」ことにある！

本書で扱う3つの眼筋トレーニングについて

さて、十分に眼筋ストレッチをしたところで、ここからは**高速で眼筋を動かし、眼筋を強化する「眼筋トレーニング」**を行っていきます。

本書では、68ページから独自の訓練教材を用意しましたので、ぜひ参考にしてください。

視力を回復させる、あるいは視力を現在以上に悪化させない秘訣は、要するに〝目をよく動かす〟ことに尽きます。

これまでは8の字、蝶型、あるいは直線の上を視線でなぞる、といった〝直線運動のストレッチ〟を基本としてきましたが、眼筋トレーニングでは、大きく分けて次の3つの運動を行います。

①入り組んだ形状の図形や模様を視線でなぞっていく、高速運動トレーニング（68～89ページ）
②猛スピードで視線を動かして文字を読み取る、高速運動トレーニング（94～131ページ）
③視力低下の原因となる「視線の絞り込み」を防ぐ視野拡大トレーニング（132～135ページ）

身の回りにトレーニング教材を探そう！

また、本書でのトレーニング以外にも、身の回りで眼筋トレーニングの目標になる物を探してみましょう。そうすると、**いくらでも身の回りに眼筋トレーニングの目標になる物が存在する、という事実に気づくはずです。**

例えば食卓。あなたは食事の時に、どのように料理を見ていますか？よく見ずにすぐに食べ始めますか？

それとも、ひとつひとつ順番に、ゆっくり見てから食べ始めますか？

実はどちらの見方も、視力回復には何の役にも立ちません。

後者のように料理をひとつひとつ順番に見るのはよいのですが、ゆっくり見ても視力回復の効果は期待できません。

全部の料理をできるだけ高速で、1秒以内に観察します。この場合ただ単に〝見たつもり〟ではいけません。見終えたら、目を閉じて、どんな料理だったか脳裏で思い返してください。

ちゃんと覚えていますか？

記憶に残っているようであれば、トレーニング成功ということになります。

眼筋トレーニングのためには目標に設定した物を、ちゃんと見ている状態で視線を高速で動かさなければなりません。記憶術のトレーニングではありませんが、ちゃんと目標を観察する習慣を身につけることで、合わせて記憶力も強化されるのです。

図を使った「眼筋トレーニング」のルール

それでは次のページから、視力回復のための図を使った眼筋トレーニングを実践していきましょう。

ルール

・眼筋トレーニングで重要なのは、「目を素早く、よく動かすこと」です。早く目を動かせば動かすほど、視力回復に効果が出ます。

・それぞれのトレーニングは10秒を目安に行います。10秒トレーニングを行ったら、必ず休憩を挟むようにしましょう。

・万が一、めまいなどを感じたら、無理をせずトレーニングを中止し、次のトレーニングからは5秒、8秒などトレーニング時間を短縮して行います。

・眼鏡、コンタクトレンズは外して行いましょう。

図を使った
眼筋トレーニング①

左の図の線を、スタートから出発し、素早く目でなぞりましょう。時間内に1周できたら、もう1周…と、10秒間、線をなぞり続けましょう。

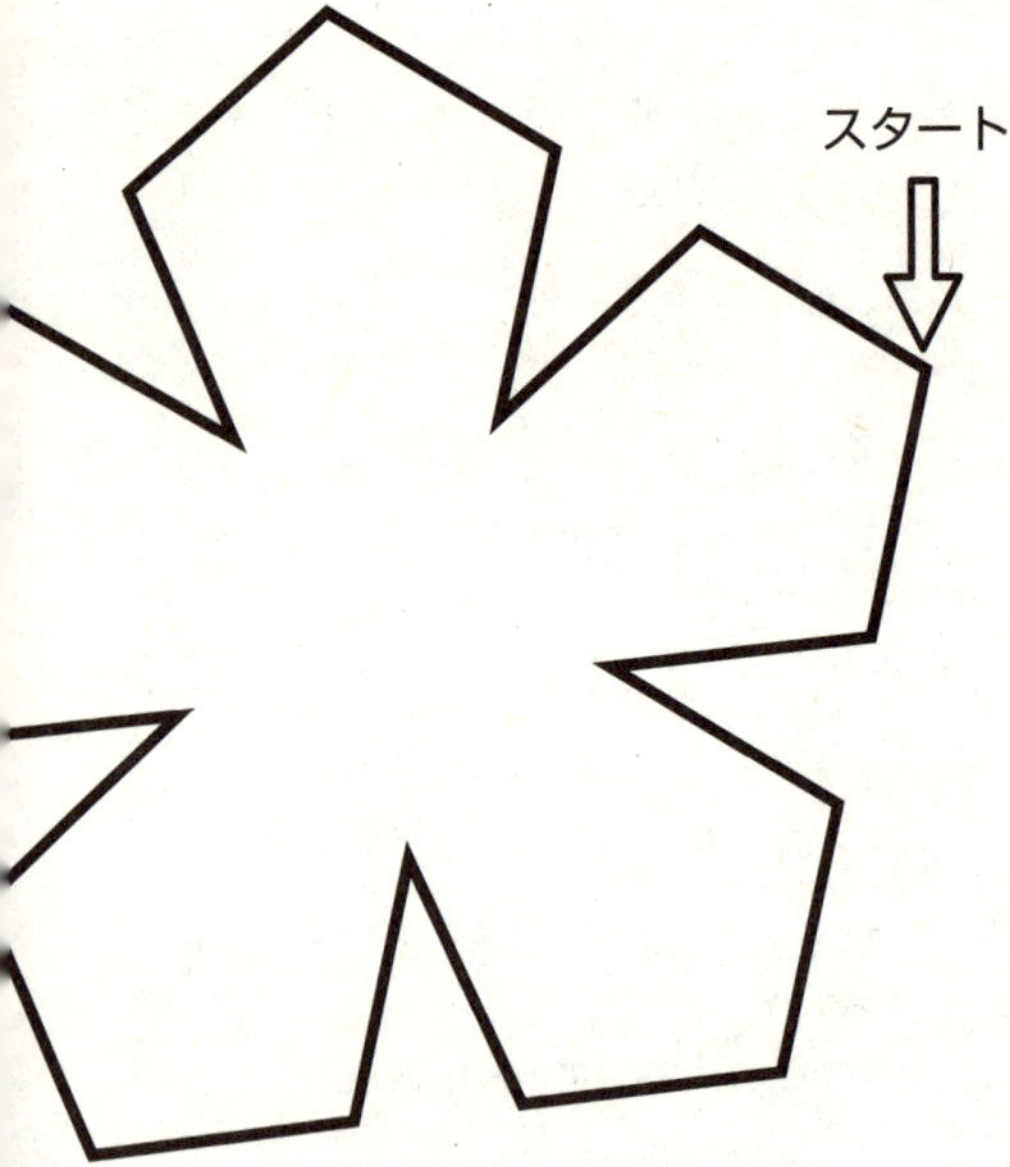

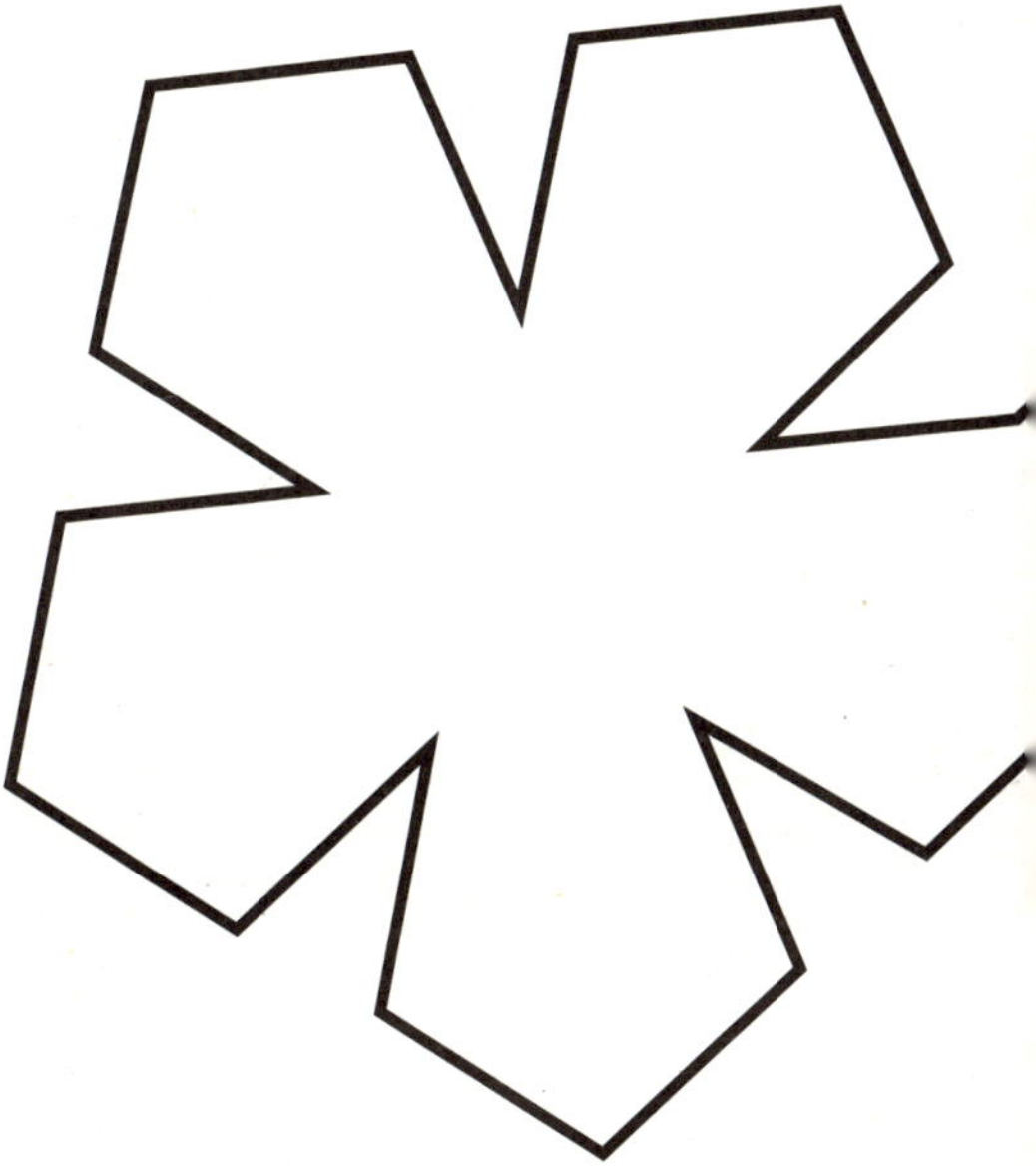

図を使った

眼筋トレーニング②

左の図の線を、素早く目でなぞりましょう。時間内に1周できたら、もう1周…と、10秒間、線をなぞり続けましょう。

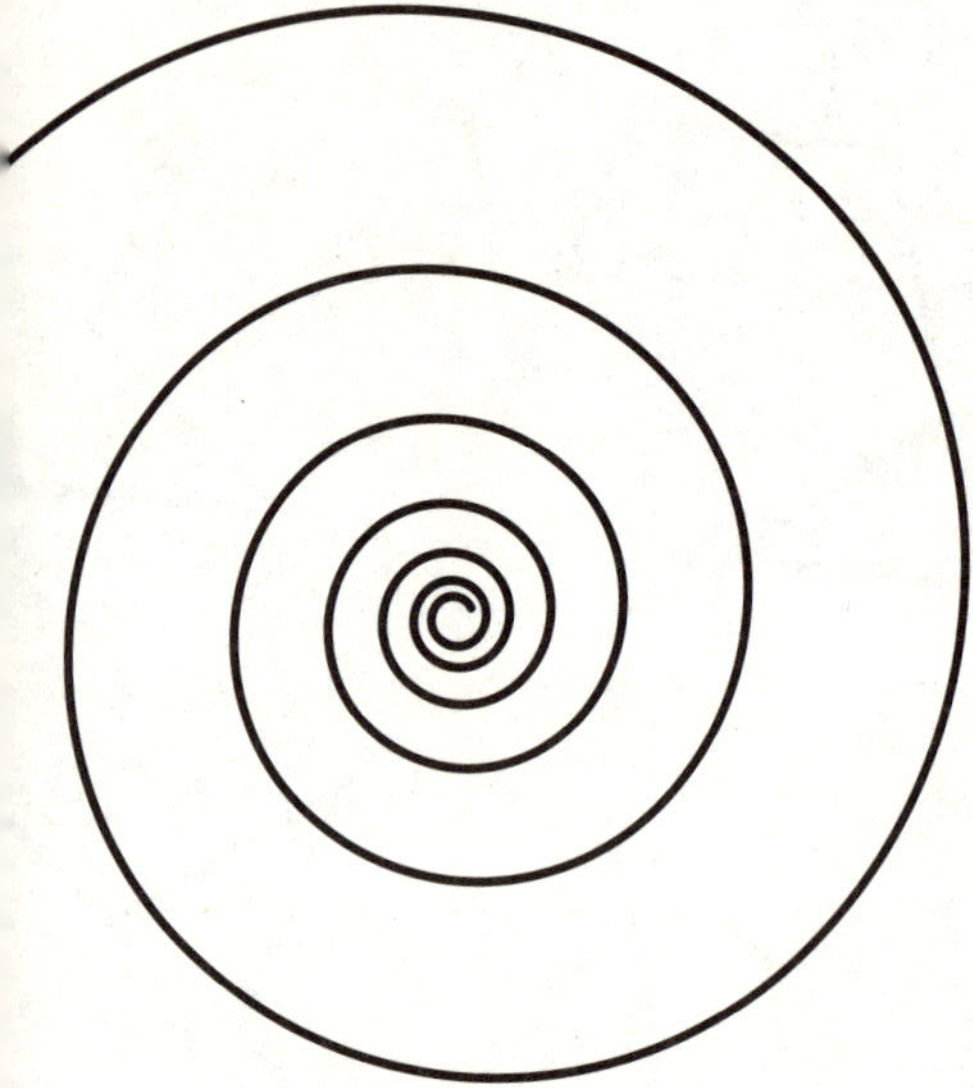

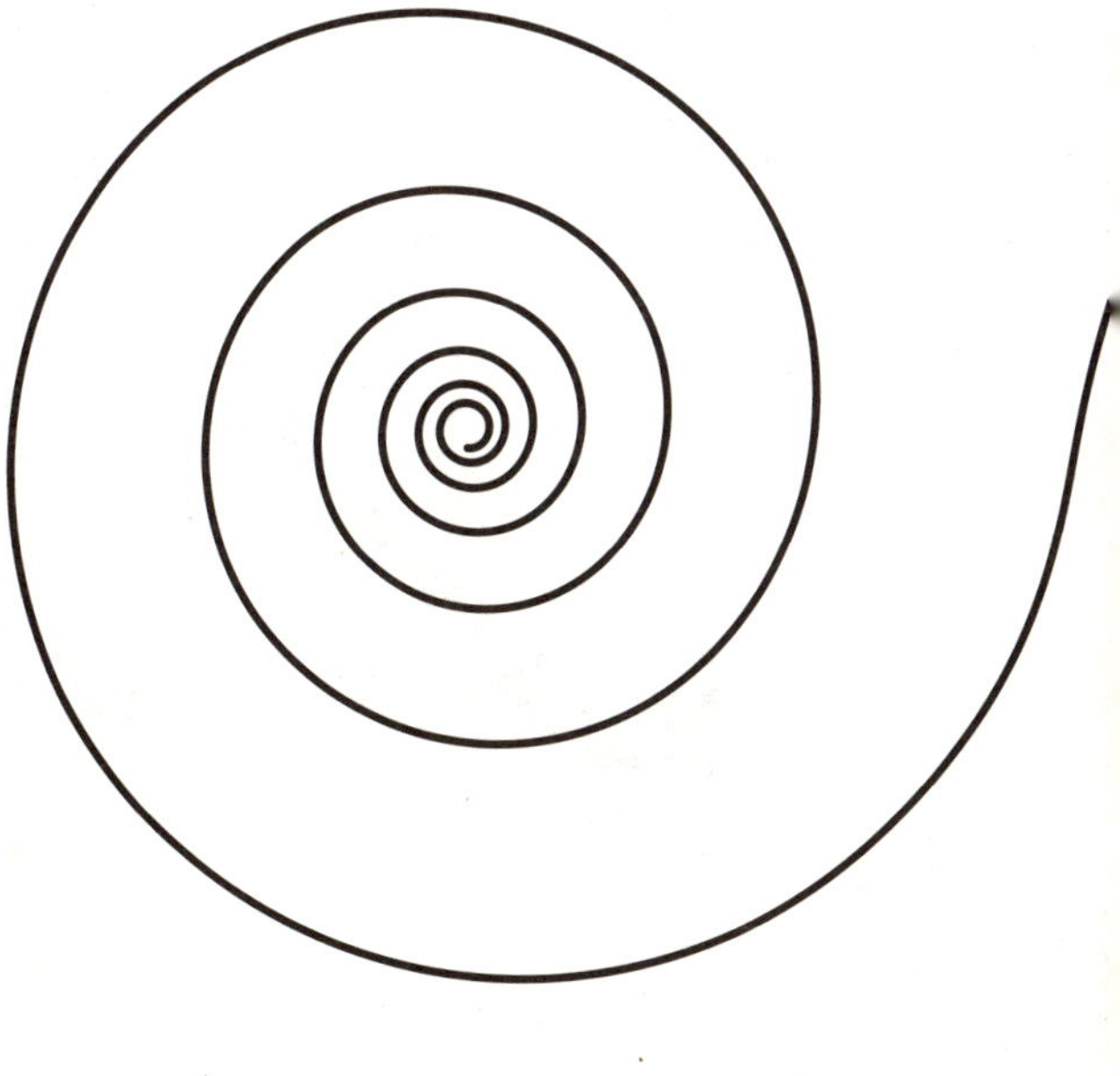

図を使った

眼筋トレーニング③

左の図の輪郭を、スタートから出発し、素早く目でなぞりましょう。時間内に1周できたら、もう1周…と、10秒間、輪郭をなぞり続けましょう。

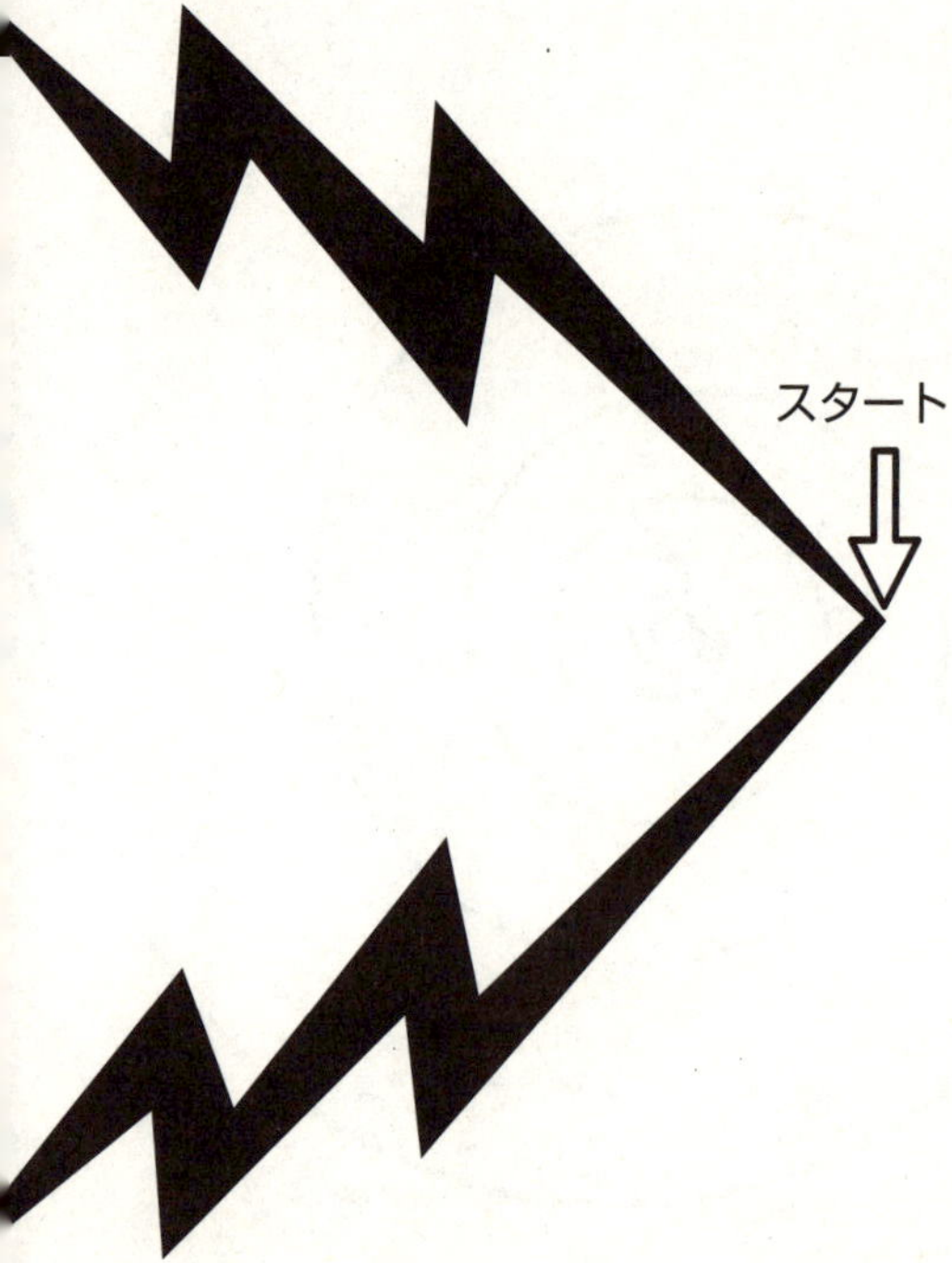

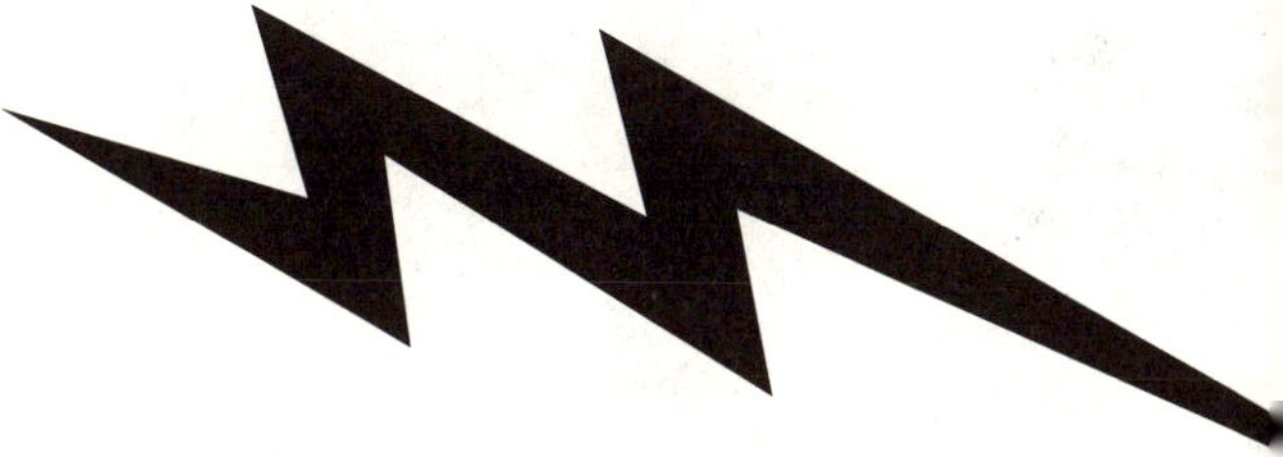

図を使った眼筋トレーニング④

左の図の輪郭を、スタートから出発し、素早く目でなぞりましょう。時間内に1周できたら、もう1周…と、10秒間、輪郭をなぞり続けましょう。

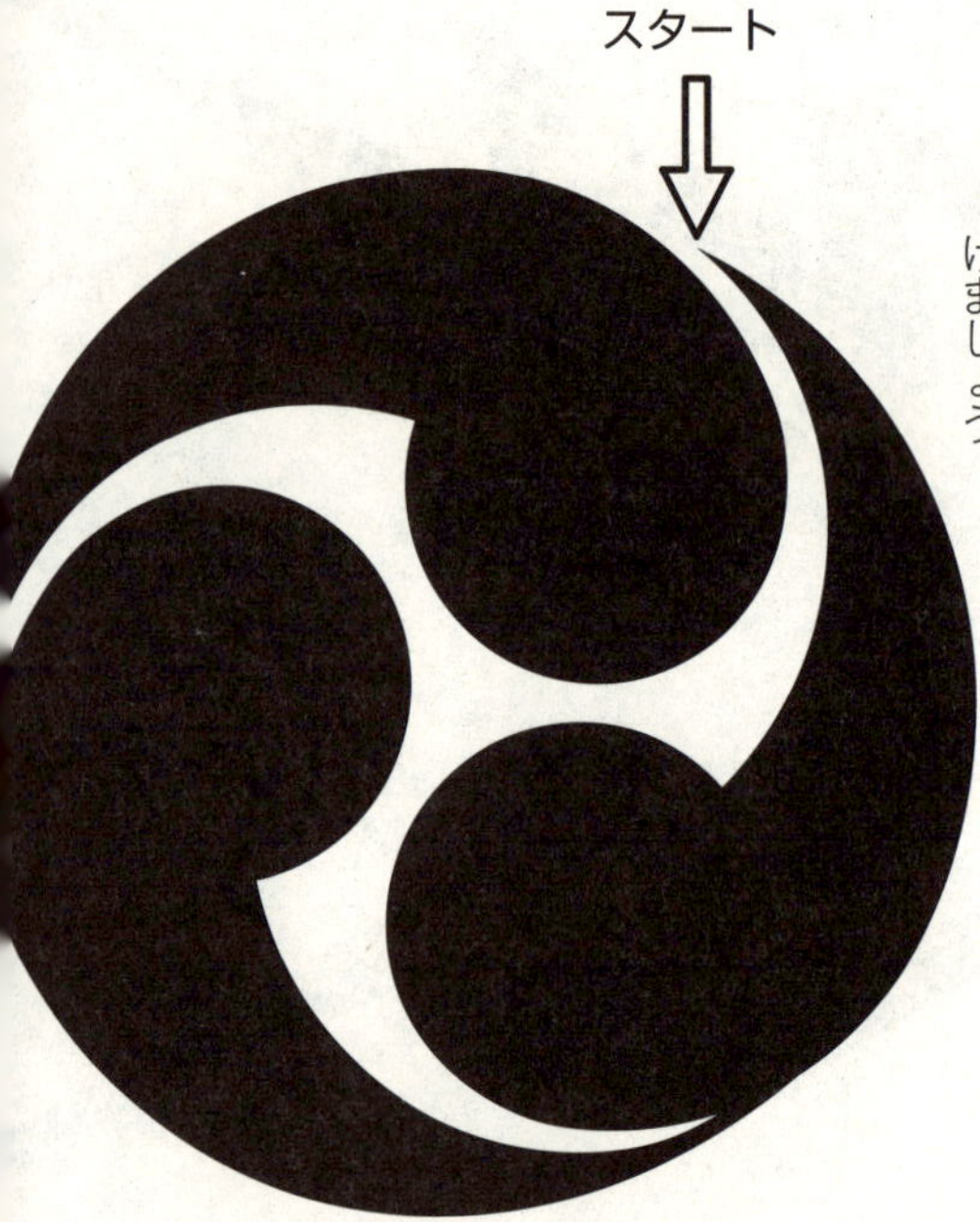

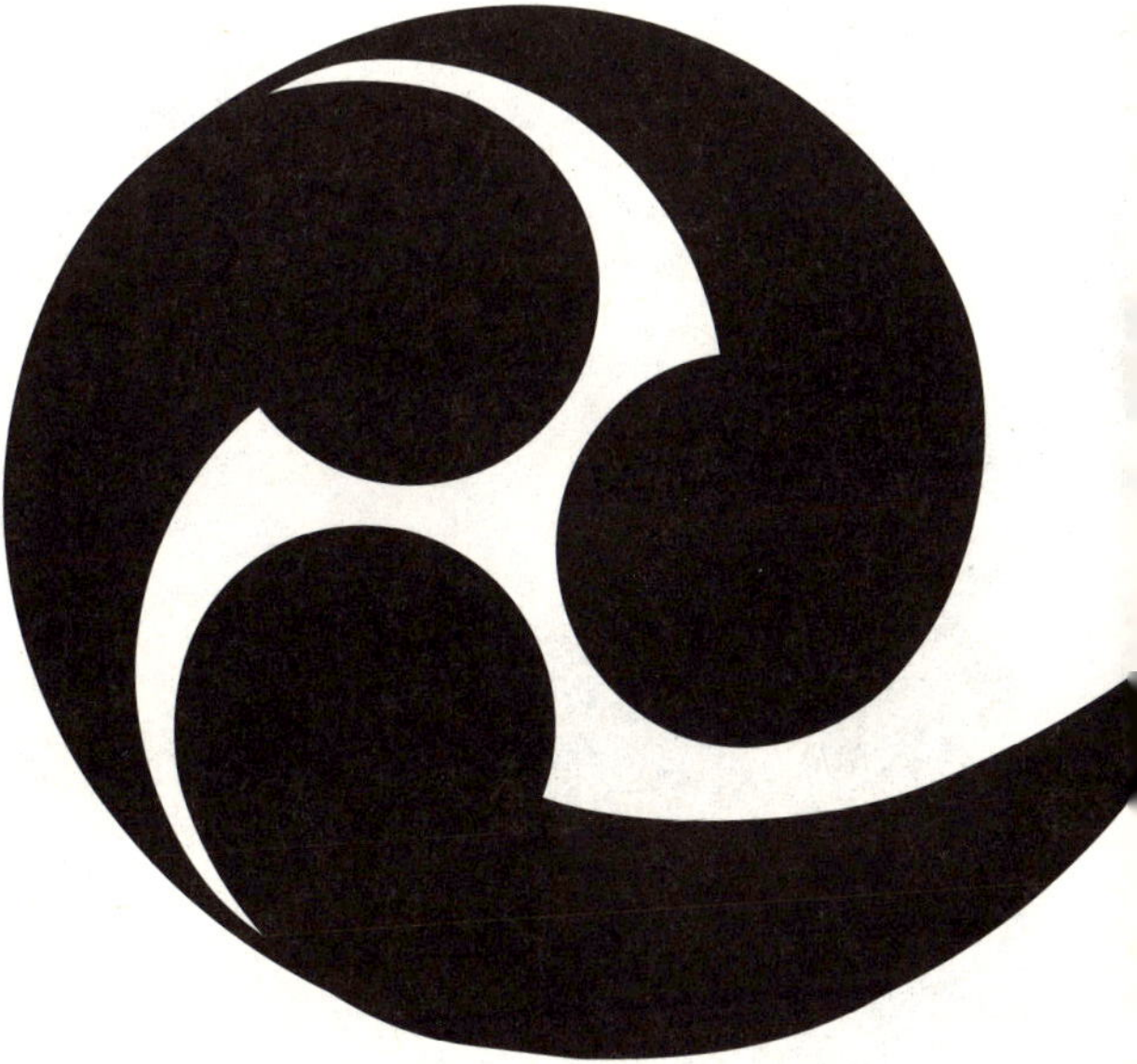

図を使った

眼筋トレーニング⑤

左の図の輪郭を、スタートから出発し、素早く目でなぞりましょう。時間内に1周できたら、もう1周…と、10秒間、輪郭をなぞり続けましょう。

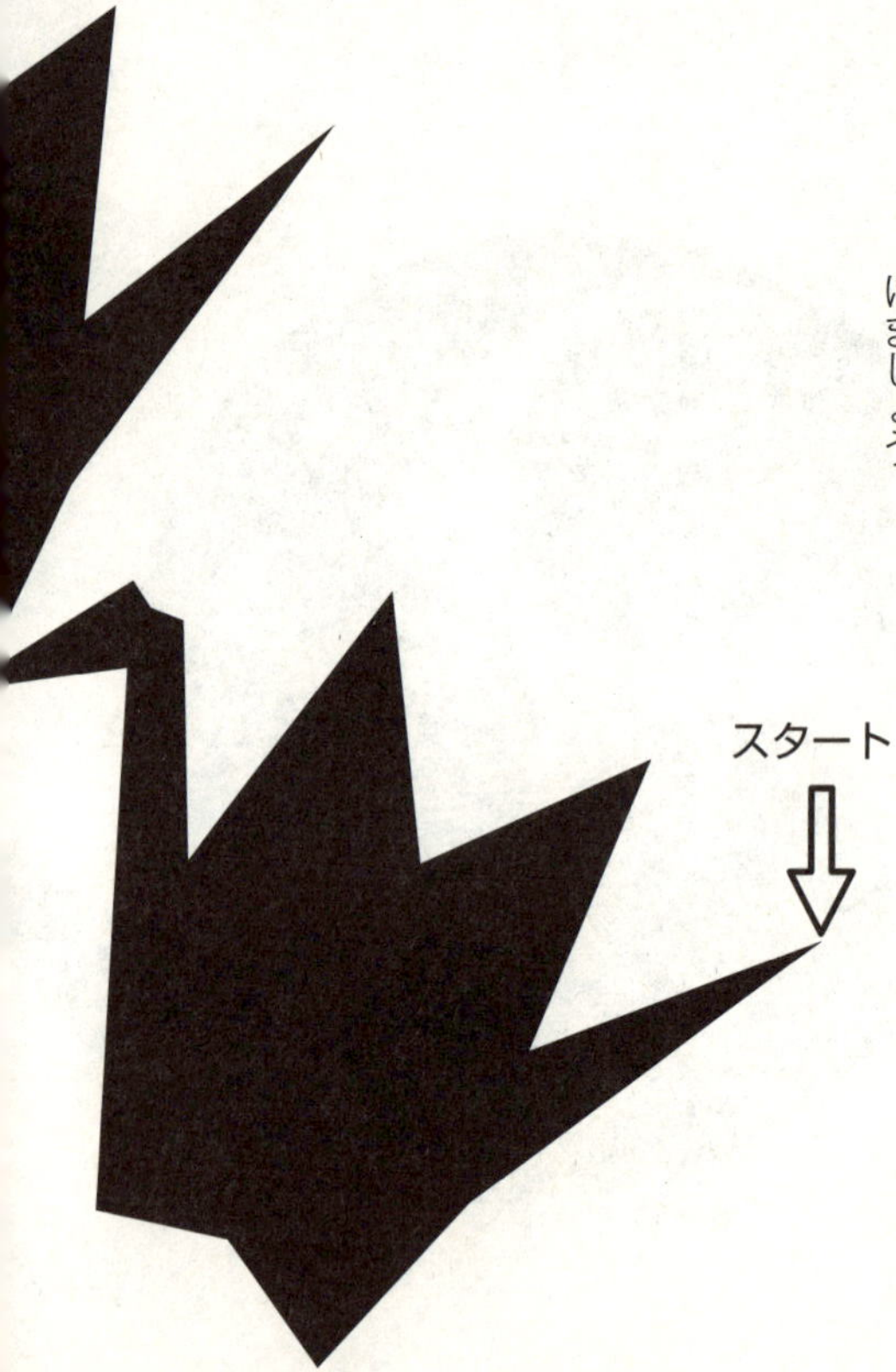

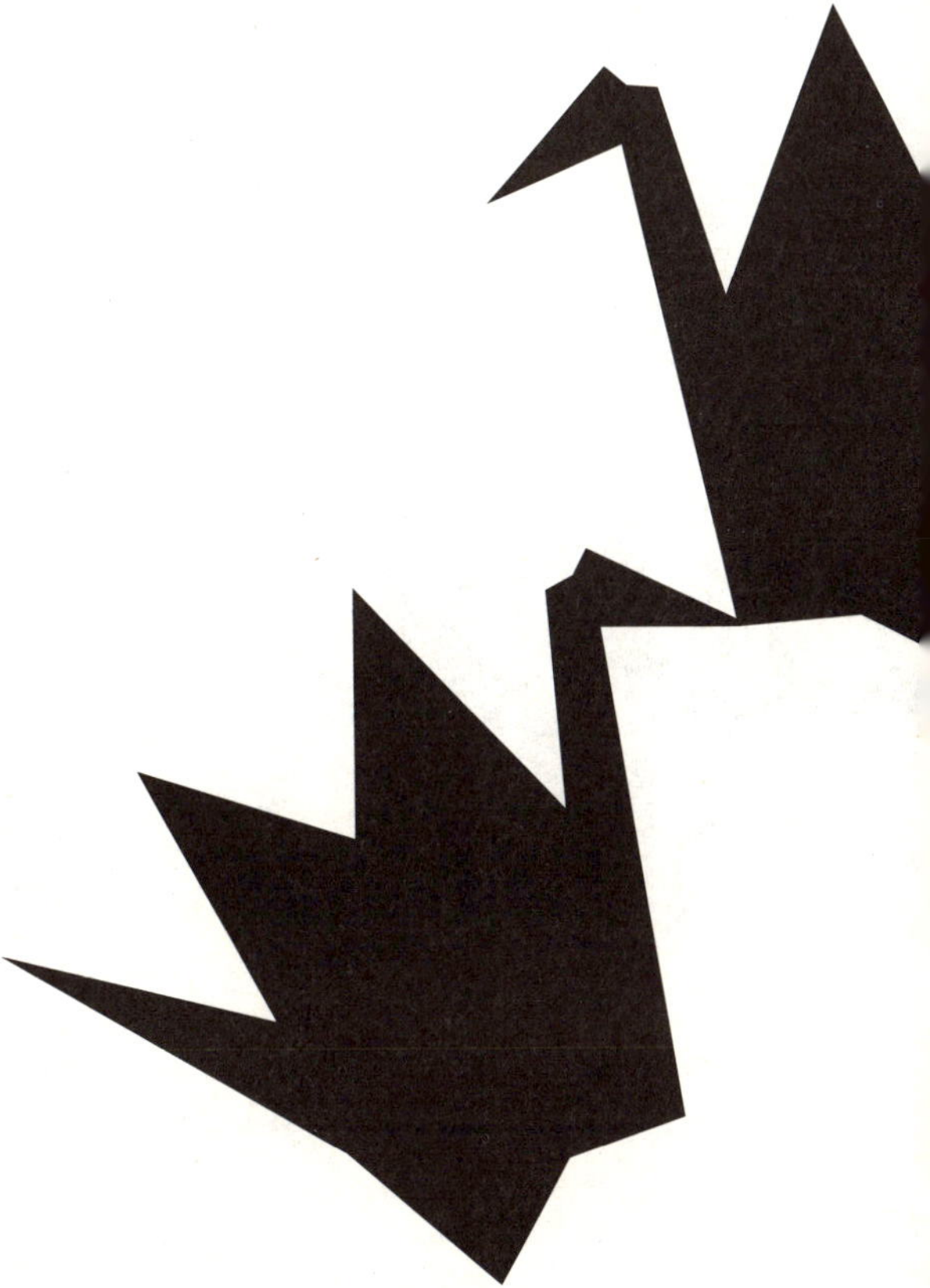

図を使った

眼筋トレーニング⑥

左の図の輪郭を、スタートから出発し、素早く目でなぞりましょう。時間内に1周できたら、もう1周…と、10秒間、輪郭をなぞり続けましょう。

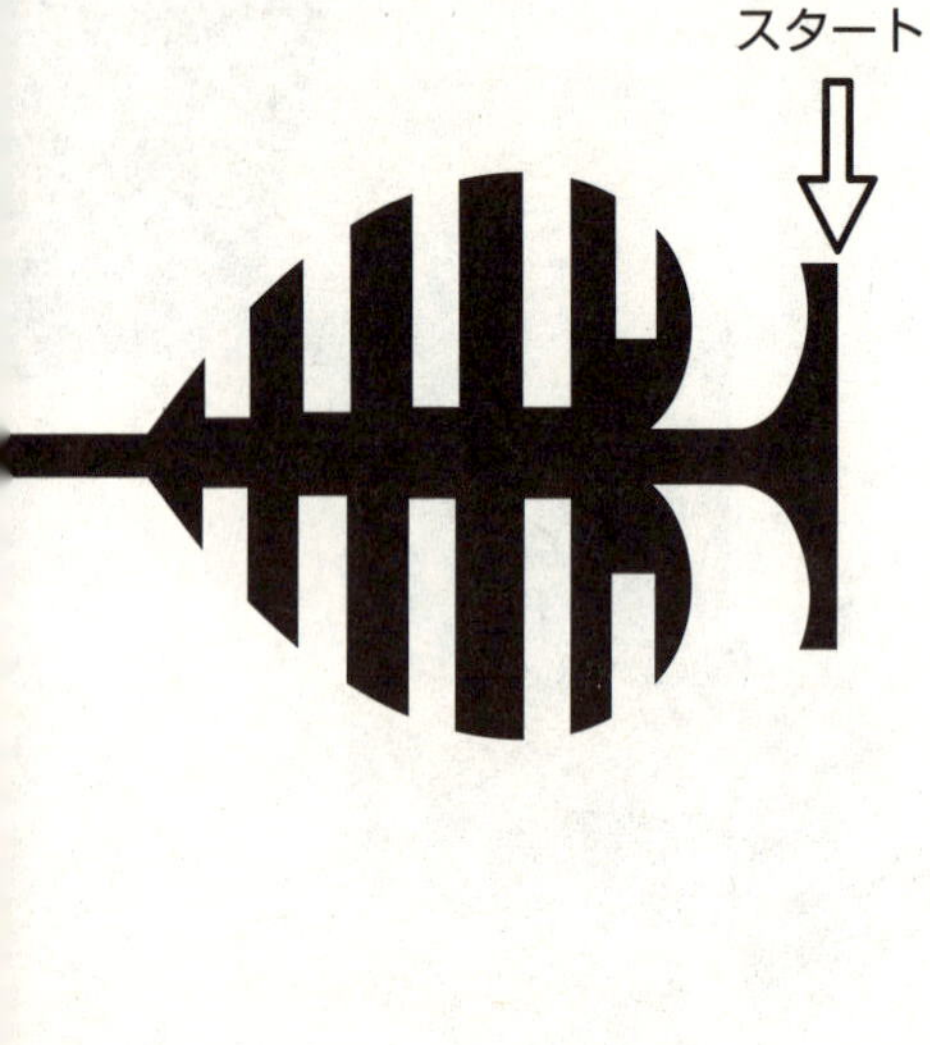

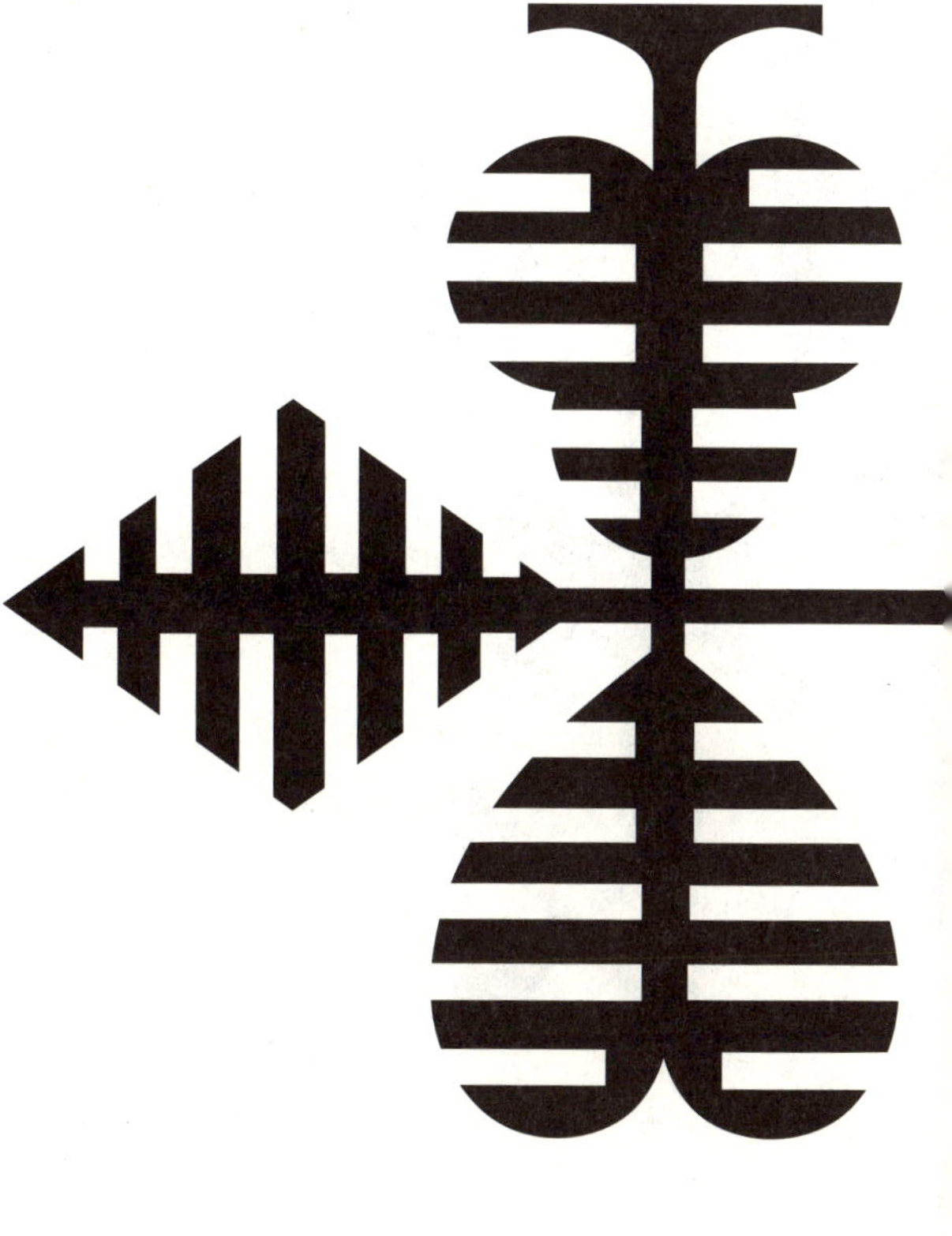

図を使った

眼筋トレーニング⑦

左の図の輪郭を、スタートから出発し、素早く目でなぞりましょう。時間内に1周できたら、もう1周…と、10秒間、輪郭をなぞり続けましょう。

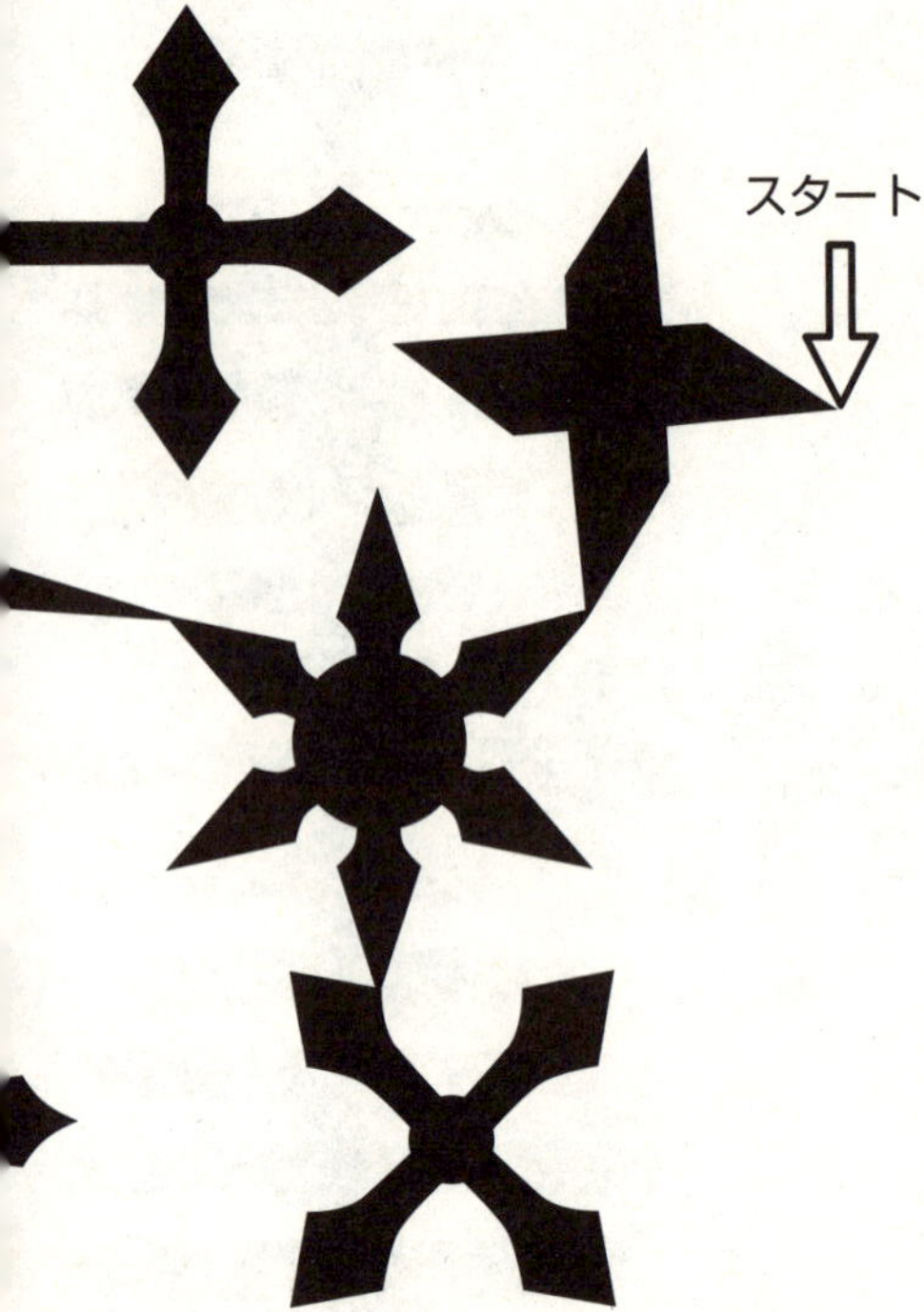

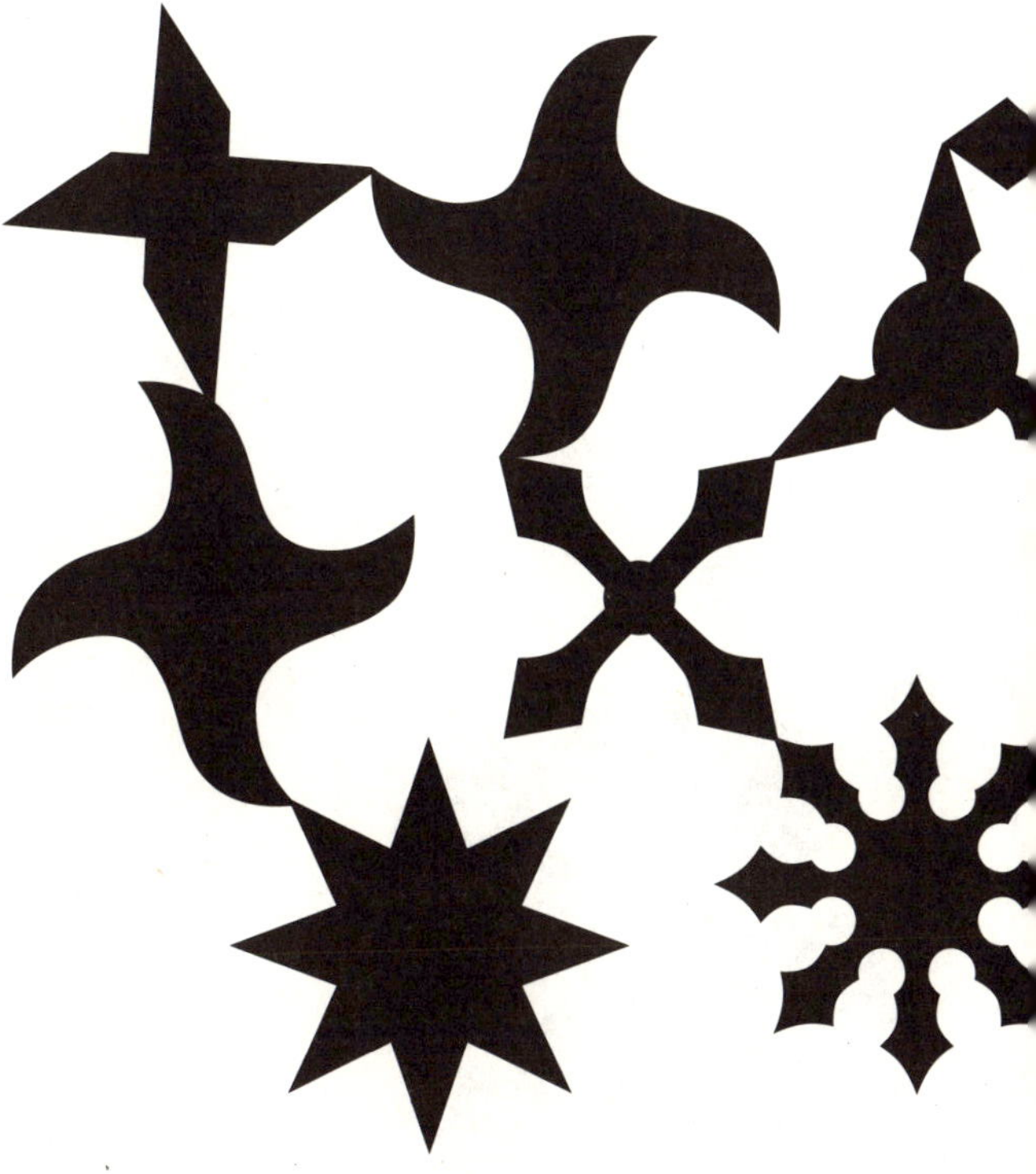

図を使った
眼筋トレーニング⑧

左の図の輪郭を、スタートから出発し、素早く目でなぞりましょう。時間内に1周できたら、もう1周…と、10秒間、輪郭をなぞり続けましょう。

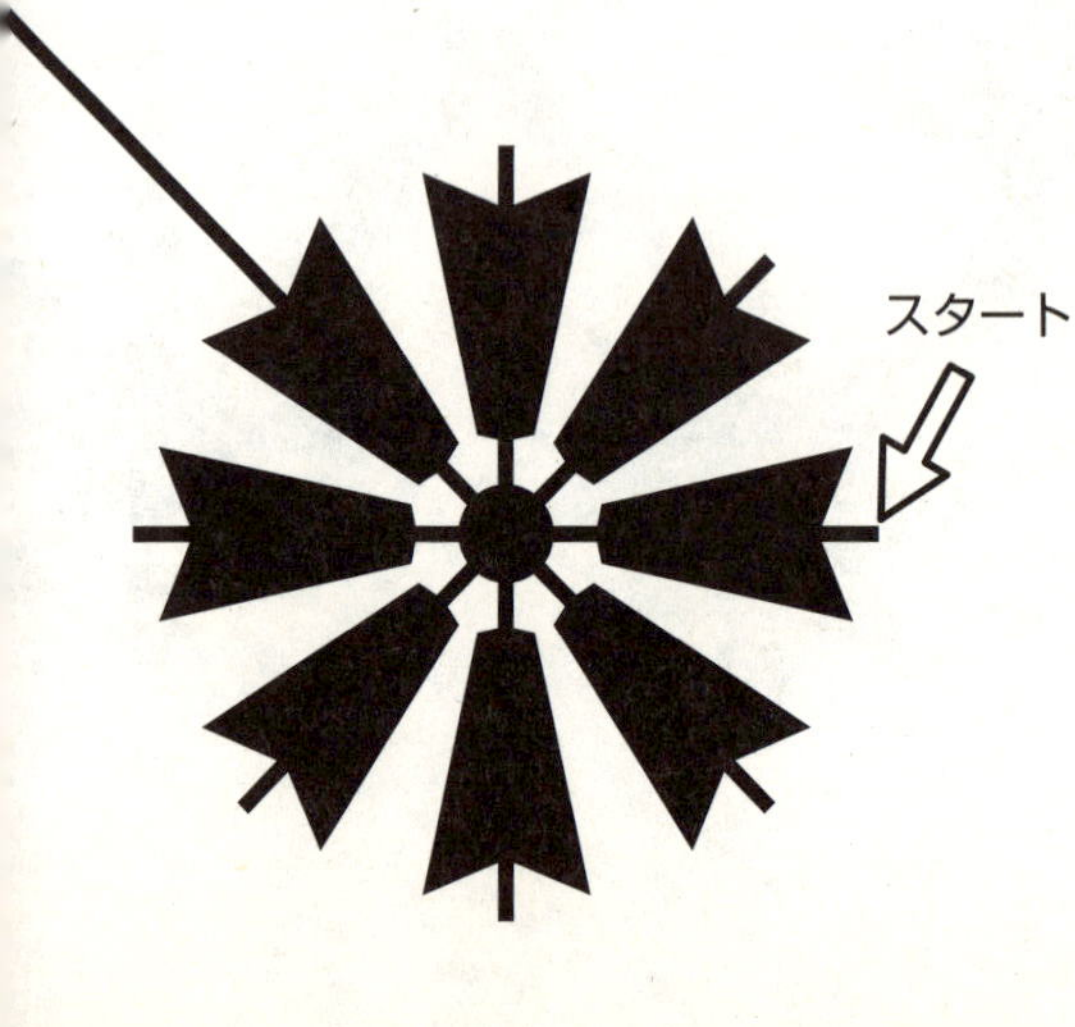

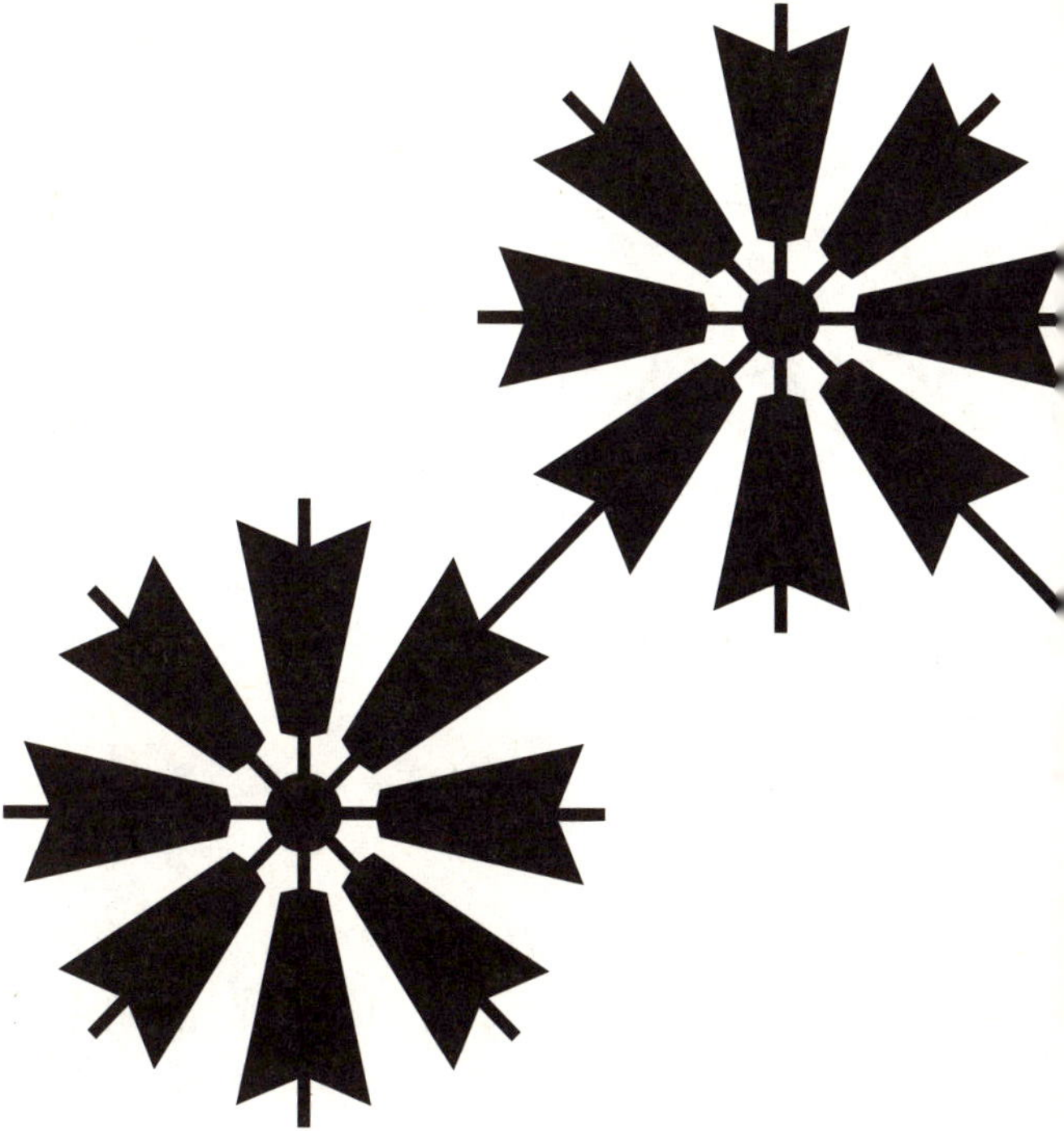

図を使った

眼筋トレーニング⑨

蜘蛛の巣の線を外側から内側へむけて、目でなぞっていくトレーニングです。まず、最も外側の蜘蛛の巣の線をなぞり、1周してスタートに戻ったら外側から2番目の線も同じようになぞりましょう。同様に、外側から3番目の線、4番目の線まで素早くなぞっていきましょう。

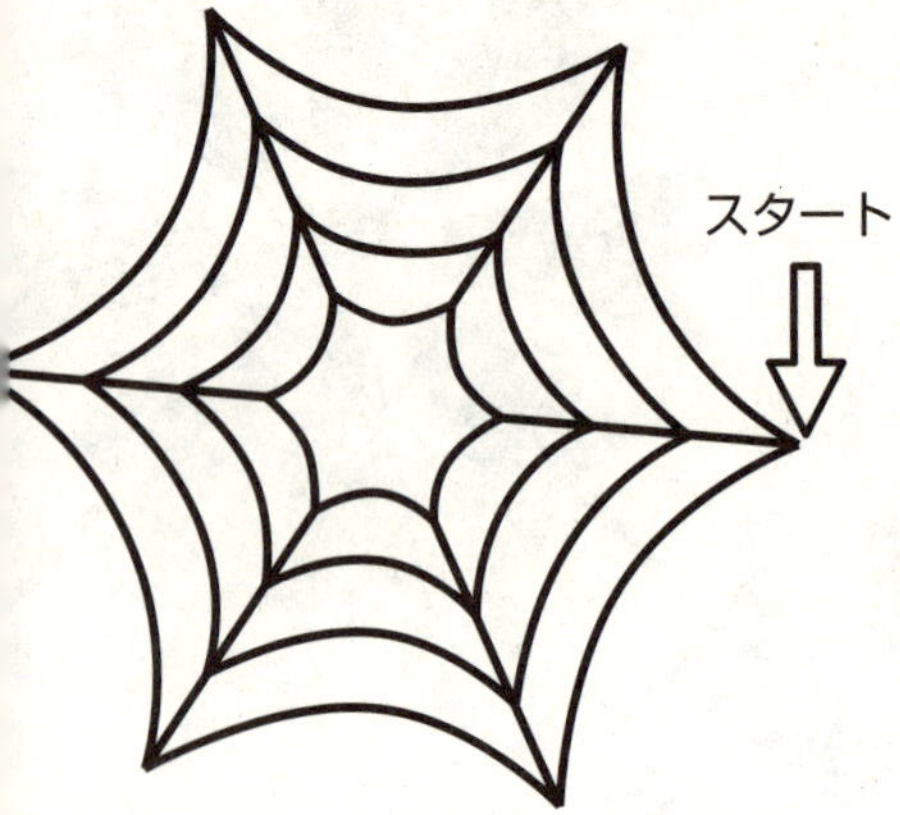

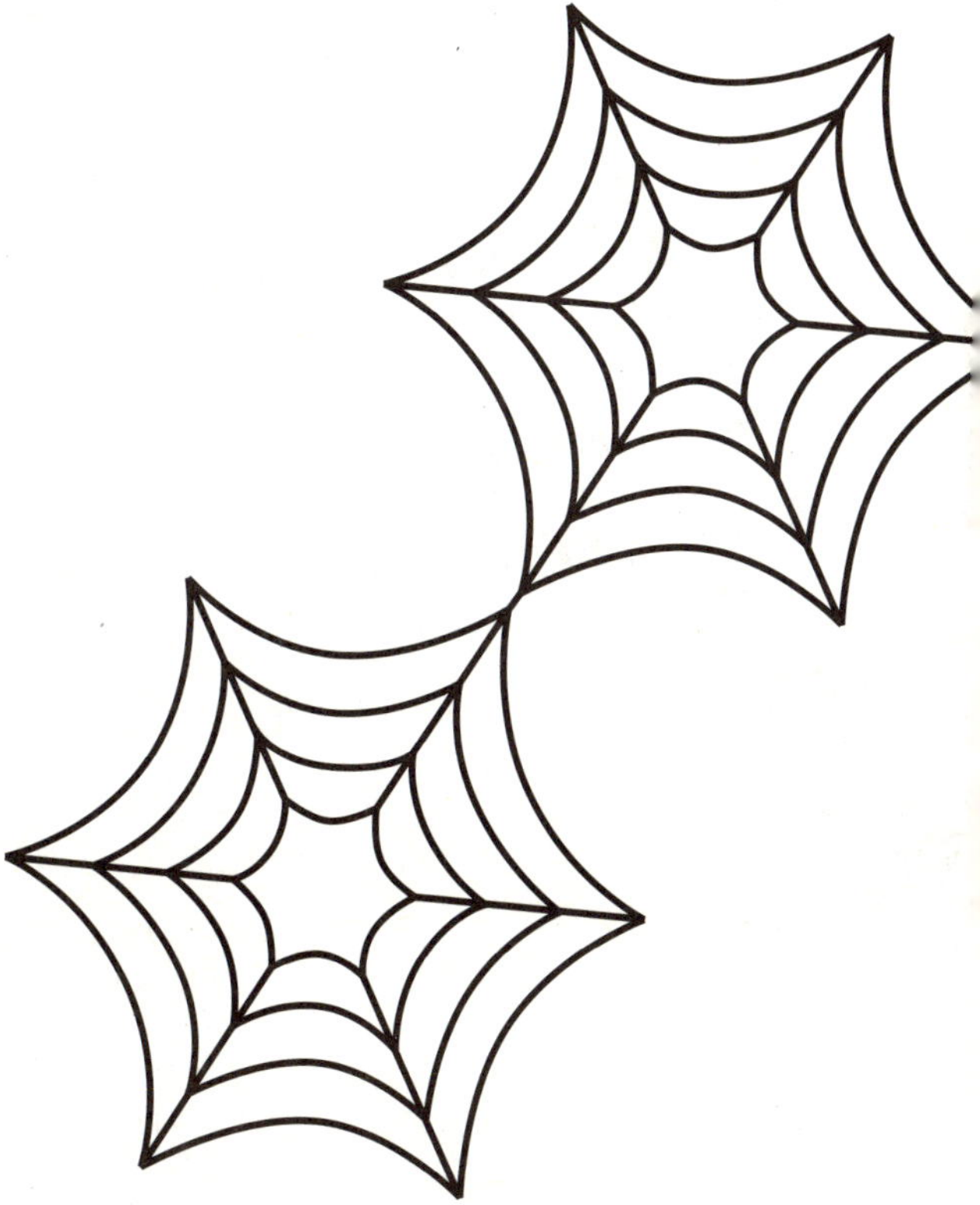

図を使った

眼筋トレーニング⑩

葉の先にある数字を、1から18まで順番に素早く追っていきましょう。1周したら、また1に戻り最初から繰り返します。慣れてきて10秒で2回以上行えるようになったら、今度は18から1の方向に戻る逆運動に取り組んでください。

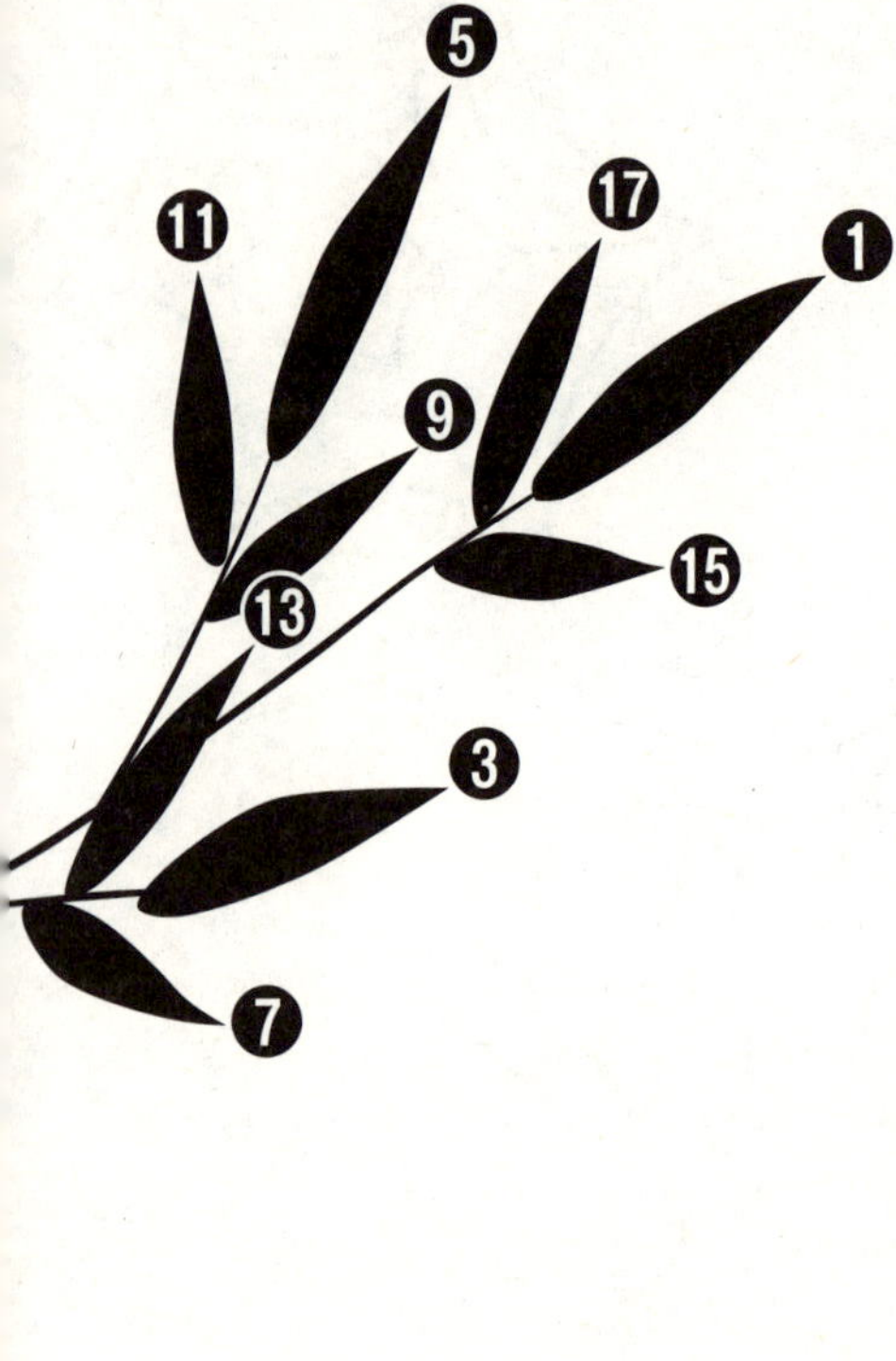

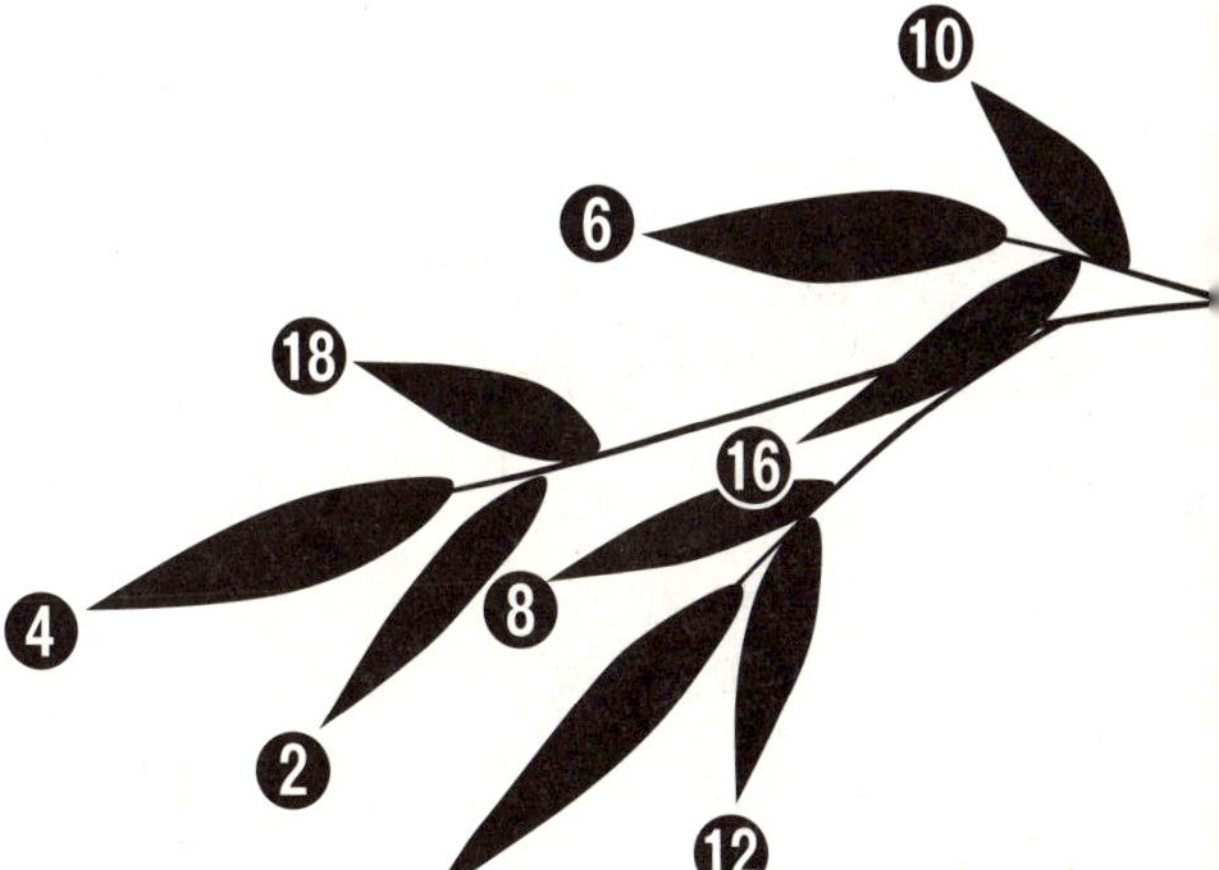
10
6
18
16
4
8
2
12
14

図を使った
眼筋トレーニング⑪

時計に表示された数字を、1から60まで順番に素早く追っていきましょう。1周したら、また1に戻り最初から繰り返します。慣れてきて10秒で2回以上行えるようになったら、今度は60から1の方向に戻る逆運動に取り組んでください。

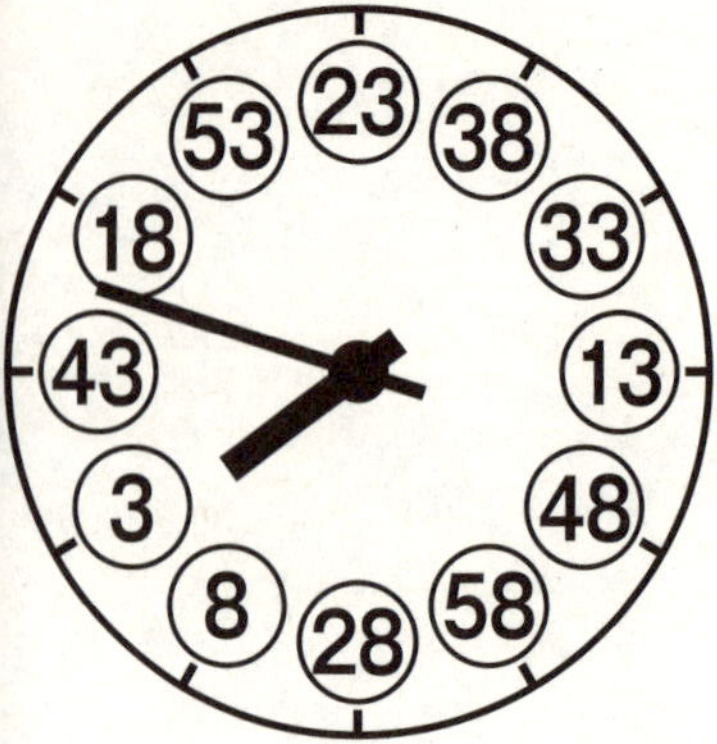

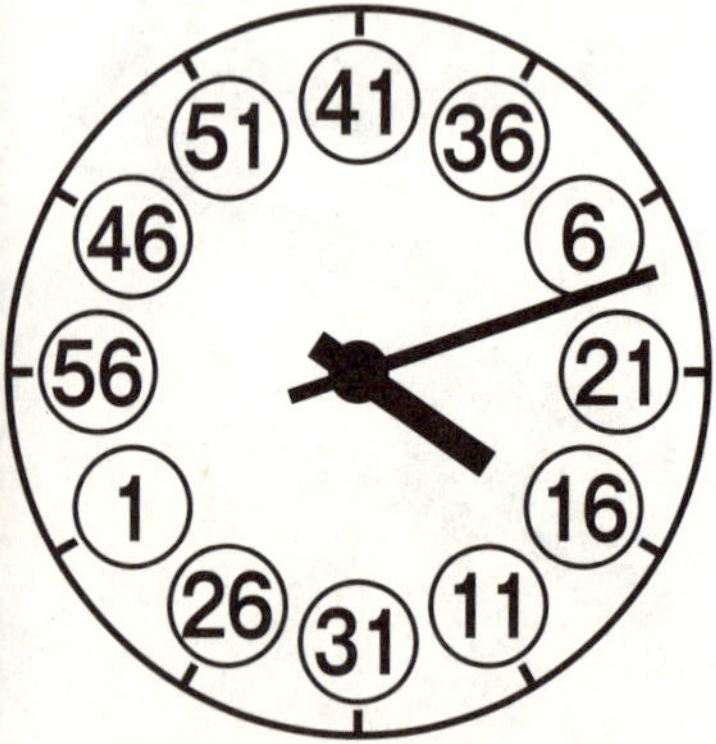

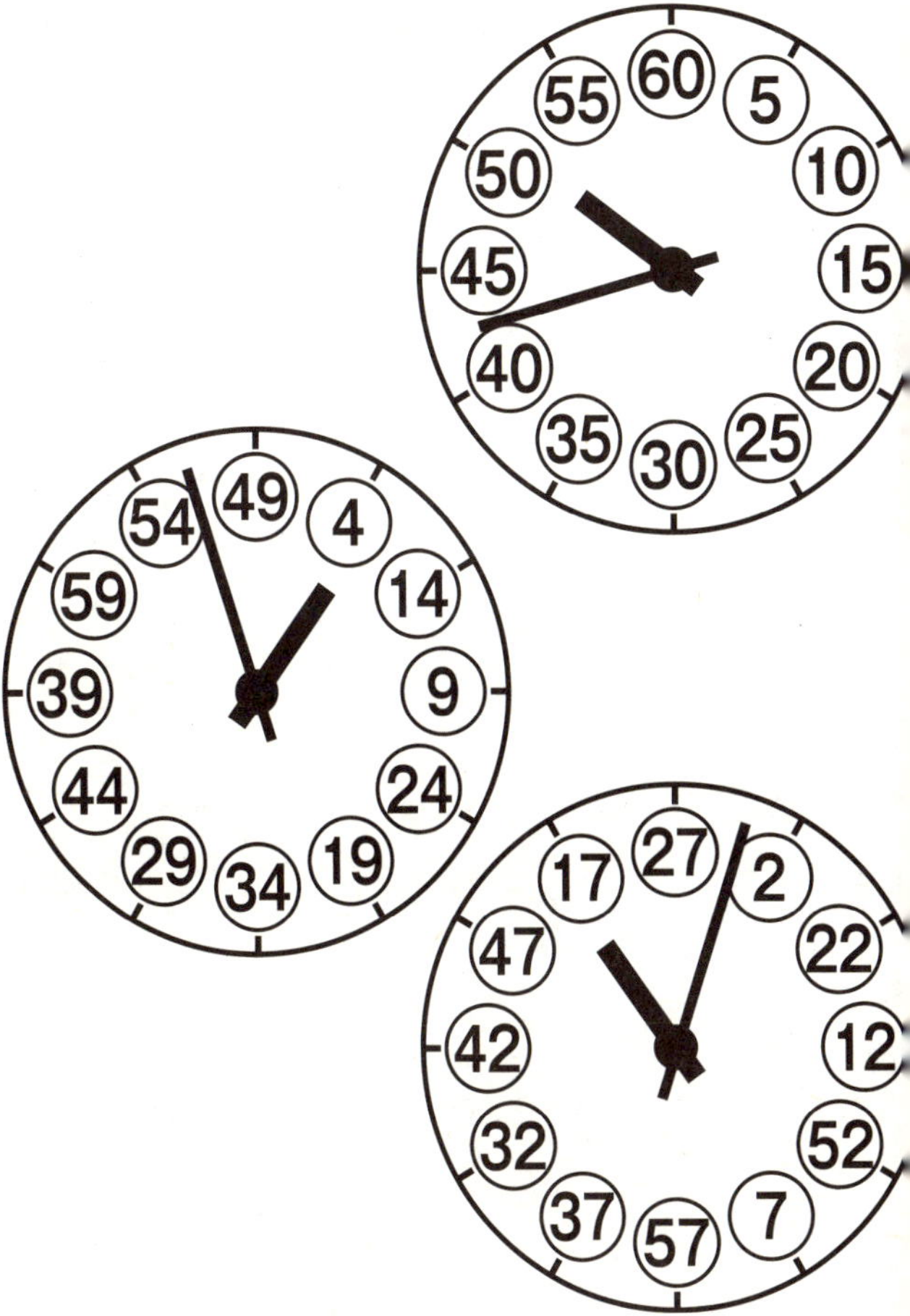
60
5
10
15
20
25
30
35
40
45
50
55
49
4
14
9
24
19
34
29
44
39
59
54
27
2
22
12
52
7
57
37
32
42
47
17

猛スピードで文字を読み取る「高速眼筋トレーニング」に挑戦

文字を使った眼筋トレーニングとは

さて、94ページからは図柄ではなく文字を使った眼筋トレーニングに入ります。

実は人間というのは、図柄と文字を同じように見ることができないのです。

試しに、絵葉書を見てください。絵葉書に印刷されている写真や絵は、全体を見ることができますね。それでは何か手頃な本を開いて、その上に絵葉書を重ね合わせて見てください。

文庫本ですと、ほぼ絵葉書と同じ大きさであることがわかるでしょう。

また、四六判ハードカバーの本の場合には、絵葉書で文字部分の全部もしくは9割以上の部分が隠れる、という事実が確認できるはずです。

ですから、理屈としては、絵葉書の絵や写真が隅々まで全体を一瞬で観察できるわけですから、本の場合も1ページ全体をいっぺんに読めるはずです。

ところが、そんなことは現実には不可能です。そういった読み取り方ができるのは、速読術の訓練を相当な長期間にわたって積んだ人だけに限定されます。

つまり**人間は観察する目標が絵柄とか風景の中の事物から文字に切り替わったとたんに視野を極端に狭い範囲に絞り込む〝条件反射〟の性質を持っているのです。**

どの程度の領域にまで絞り込むかは相当な個人差があり、一概にはいえませんが、多かれ少なかれ、視野を絞り込むことは確かで、実はこれが視力低下の大きな原因になっているのです。

かつては「本を読み過ぎるから、目が悪くなる」といわれ、現代では「スマートフォンを使い過ぎるから、目が悪くなる」といわれるようになっています。ところが、詳しく分析すると**〝視野を極端に狭い領域に絞り込む見方をする〟ことが、視力低下の最大原因なのです。この条件反射を封じ込めることができれば、どれほど大量に本を読もうが、スマートフォンを使おうが、視力の低下を招くことはない**のです。

それでは、94ページから始まるトレーニング方法を説明します。

やり方は簡単！　今すぐチャレンジ

94ページを開くと、1234……とナンバーを打った後に単語が載っています。

ページを開けたら、まず一瞬で数字の位置を確認してください。

数字で指示されたとおりの順で単語を見てください。制限時間は1秒間です。

ただ単に見るだけでは駄目で、ちゃんと文字を読み取らなければなりません。

その確認のため、1秒以内に全部の単語を読み取ったら、本を閉じて、どういった言葉が載っていたか、頭の中で記憶を辿って、思い返してください。

読んですぐに本を閉じて思い返すわけですから、思い出せるはずです。

思い出せないようなら、あなたは制限時間の1秒という時間で焦ってしまい、正確に見ていなかったのです。

思い出せるようになるまで再チャレンジし、思い出せたら次は本を開き、数字で指定された順番どおりではなく一度でページ全体の全単語を読み取ってください。

これは猛スピードで視線を動かして文字を読み取る、高速眼筋トレーニングであるのと同時に、視野を絞り込まないための訓練でもあるのです。

文字を使った「眼筋トレーニング」のルール

それでは次のページから、視力回復のための文字を使った眼筋トレーニングを実践していきましょう。右ページの繰り返しになりますが、以下の点を確認して行ってください。

ルール

・図を使った眼筋トレーニング同様、重要なのは、「目を素早くよく動かし、文字を読み取ること」です。

・それぞれのトレーニングは1秒を目安に行います。

・トレーニングは連続で行わず、必ず合間に休憩を挟むようにしましょう。

・眼鏡、コンタクトレンズは外して行いましょう。

【文字を使った眼筋トレーニングのやり方】

①ページを開き、1秒内に数字で指示されたとおりの順で単語を見ます。

②本を閉じ、どういった単語が載っていたか、思い返してください。

③単語が思い返せるようになるまで、チャレンジしましょう。

④単語が思い返せるようになったら、一度でページ全体の全単語を読み取ってみましょう。

文字を使った
眼筋トレーニング①
地理用語

②河川

⑤海峡

⑥半島

⑧砂漠

①山脈

③丘陵

④森林

⑦湖沼

文字を使った
眼筋トレーニング②
県の名前

①愛知

②沖縄

⑤島根

③滋賀

⑥静岡

④佐賀

⑦岩手

⑧福島

文字を使った
眼筋トレーニング③
湖の名前

②琵琶湖

⑤桧原湖

⑥印旛沼

⑧諏訪湖

⑨精進湖

①阿寒湖

③宍道湖

④摩周湖

⑦榛名湖

文字を使った
眼筋トレーニング④
山の名前

①八幡平

⑧燧ケ岳

⑤檜洞丸

③霧ヶ峰

⑥開聞岳

⑦羅臼岳

④磐梯山

②那須岳

⑨白馬岳

文字を使った
眼筋トレーニング⑤
総理大臣の名前

②山縣有朋

⑤松方正義

⑥高橋是清

⑧濱口雄幸

⑪東條英機

①伊藤博文

③大隈重信

④黒田清隆

⑦清浦奎吾

⑨廣田弘毅

⑩近衛文麿

文字を使った
眼筋トレーニング⑥
四字熟語

⑤悪戦苦闘

①快刀乱麻

⑦臥薪嘗胆

⑥画竜点睛

⑩山紫水明

②暗中模索

⑧阿鼻叫喚

⑨合従連衡

③隔靴掻痒

⑪勧善懲悪

④閑話休題

文字を使った
眼筋トレーニング⑦
剣豪の名前

②伊東一刀斎

⑤針ヶ谷夕雲

⑥神子上典膳

⑧富田越後守

⑪宝蔵院胤舜

⑫男谷精一郎

①柳生十兵衛

③上泉伊勢守

④疋田文五郎

⑦小幡勘兵衛

⑨丸目蔵人佐

⑩高柳又四郎

文字を使った
眼筋トレーニング⑧
文学史に残る有名作品

⑩和漢朗詠集

②神皇正統記

⑪曾根崎心中

①国性爺合戦

④里見八犬伝

⑨我楽多文庫

⑤宇津保物語

⑧金槐和歌集

③古今著聞集

⑫日本永代蔵

⑦武道伝来記

⑥女殺油地獄

②秩父多摩甲斐

④九州中央山地

⑥佐渡弥彦米山

⑧日高山脈襟裳

⑩南三陸金華山

⑫室戸阿南海岸

⑭維新百年記念

⑮港の見える丘

①富士箱根伊豆

③越前加賀海岸

⑤金剛生駒紀泉

⑦妙義荒船佐久

⑨比婆道後帝釈

⑪室生赤目青山

⑬武蔵丘陵森林

文字を使った
眼筋トレーニング⑩
世界の地名

②アルゼンチン

①オーストリア

⑥シンガポール

③タジキスタン

⑫東ティモール

⑨フィンランド

⑤モザンビーク

⑪ミクロネシア

⑦アイルランド

⑧インドネシア

⑭カザフスタン

⑩スウェーデン

⑮フィジー諸島

⑬モンテネグロ

④マダガスカル

文字を使った眼筋トレーニング⑪ 世界遺産

④タージ・マハル

⑭コモエ国立公園

⑥ヴィクトリア滝

⑬アボメイ王宮群

③アミアン大聖堂

⑩パドヴァ植物園

⑫ブルゴス大聖堂

①アルタミラ洞窟

⑧バーミヤン渓谷

⑪モヘンジョダロ

②ビガン歴史都市

⑨アルダブラ環礁

⑦モザンビーク島

⑮セントキルダ島

⑤ゼメリング鉄道

②熊野速玉大神坐像

④賀茂別雷神社本殿

⑥伝帝釈天曼荼羅図

⑧鳳凰堂中堂壁扉画

⑩華厳五十五所絵巻

⑫大覚禅師筆金剛経

①藤ノ木古墳出土品

③園城寺新羅善神堂

⑤海龍王寺五重小塔

⑦伝船中湧現観音像

⑨阿弥陀聖衆来迎図

⑪白描絵料紙理趣経

⑬入唐求法巡礼行記

文字を使った眼筋トレーニング⑬ 戦国武将

③石田治部少輔三成

⑫大久保新十郎忠世

①前田又左衛門利家

⑬小早川又四郎隆景

④最上二郎太郎義光

⑧榊原式部大輔康政

⑥池田三左衛門輝政

⑨朝倉左衛門督義景

⑤真田左衛門佐幸村

⑩上杉弾正少弼謙信

⑦吉川治部少輔元春

⑪松平次郎三郎元康

②佐久間玄蕃允盛政

文字を使った
眼筋トレーニング⑭
世界の有名人

②チャールズ
ダーウィン

⑨ジェームズ
キャメロン

⑫アントニオ
バンデラス

⑦アイザック
ニュートン

④チャールズ
ブロンソン

⑪シルベスタ
スタローン

⑥トルーマン
カポーティ

⑤ナポレオン
ボナパルト

①レオナルド
ダヴィンチ

⑩ローランド
エメリッヒ

⑭オードリー
ヘプバーン

⑬アンソニー
ホプキンス

⑧アルノルト
ツヴァイク

③エーリッヒ
ケストナー

文字を使った
眼筋トレーニング⑮
有名な小説

①チップス先生さようなら

⑩アルジャーノンに花束を

⑫ハックルベリー・フィン

⑬マイクロチップの魔術師

⑭青の騎士ベルゼルガ物語

⑦どくとるマンボウ青春記

⑮佐賀のがばいばあちゃん

②そして誰もいなくなった

⑪毒入りチョコレート事件

③大統領に知らせますか？

⑨宇宙英雄ペリーローダン

④ティファニーで子育てを

⑧江分利満氏の優雅な生活

⑤存在の耐えられない軽さ

⑥神はサイコロを振らない

①ファウンテンズ修道院遺跡

②ペチェールスカヤ大修道院

③エウフラシウス聖堂建築群

⑭レーゲンスブルクの旧市街

④香の道ネゲヴの砂漠都市群

⑥白川郷・五箇山の合掌造り

⑤北京と瀋陽の明清王朝皇宮

⑪シンクヴェトリル国立公園

⑫聖オーガスティン大修道院

⑩ヴァンヴィテッリの水道橋

⑬シェーンブルン宮殿と庭園

⑨アポロ・エピクリオス神殿

⑮サーマッラーの考古学都市

⑧ヴェルサイユの宮殿と庭園

⑦高敞、和順、江華の支石墓

文字を使った
眼筋トレーニング⑰
松尾芭蕉の俳句

⑧秋来にけり耳を
訪ねて枕の風

⑬野ざらしを心に
風のしむ身哉

⑥あつみ山や吹浦
かけて夕涼み

⑭命二つの中にい
きたる桜かな

③あの雲は稲妻を
待つたより哉

⑩猪もともに吹か
るる野分かな

⑫おもしろや今年
の春も旅の空

④青柳の泥にしだるる潮干かな

①秋涼し手ごとにむけや瓜茄子

⑪暑き日を海にいれたり最上川

⑮あらたふと青葉若葉の日の光

⑨明日は粽難波の枯葉夢なれや

⑤菊の香や奈良には古き仏たち

⑦十六夜はわづかに闇の初め哉

②海暮れて鴨の声ほのかに白し

文字を使った
眼筋トレーニング⑱
江戸時代の川柳

②仲人は
あばたの数を
かぞえて来

⑨愛想の
良いをほれられ
たと思い

③さわらねば
なお祟りあり
山の神

④五右衛門は
生煮えの時
一首よみ

①本降りに
なって出て行く
雨宿り

⑧書置は
めっかり安い
とこへおき

⑦女房の
留守もなかなか
乙なもの

⑤雨やどり
額の文字を
よくおぼえ

⑥通り抜け
無用で通り
抜けが知れ

⑤若鮎の
二手になりて
上りけり

①柿食えば
鐘が鳴るなり
法隆寺

⑧苗代や
げんげの花の
捨ててある

④鶏頭の
黒きにそそぐ
時雨かな

③島々に
灯をともしけり
春の海

⑦赤蜻蛉
筑波に雲も
なかりけり

⑨鶏頭の
十四五本も
ありぬべし

⑥糸瓜咲いて
痰のつまりし
仏かな

②秋の蚊の
よろよろときて
人をさす

視野の絞り込みを防ぎ、視力を上げる「視野拡大トレーニング」

今すぐできる「視野拡大トレーニング」実践法

これまでにも少し触れてきたとおり、視力低下の大きな要因には「視野の絞り込み」があげられます。**視野の絞り込みは、新聞や書籍などの文字を見ることを通して、条件反射的に起きてしまうため、日常の中から「視野を拡大する」ことを意識したり、視野拡大のためのトレーニングを行ったりすることが必要になってきます。**

そこで、ここからは日常的に行うことができる視野拡大のためのトレーニングを紹介します。

まず、仏様に手を合わせるように、顔の前で手を合わせてください。ちょうど人差し指が目の前20～30㎝ぐらいの位置に来るように。

次に、その手を徐々に左右に開いていきます。両手が開いたら拳を握って、人差し指だけを上に立ててください。そして、135ページの図のように、手を徐々に左右に開きながら、それぞれの人差し指の先端を見るようにします。右の目は右手の人差し指の先端を、左の目は左手の人差し指の先端を見るようなイメージで。

左右の目は連動していますから、右に向ければ左が見えなくなり、左に向ければ右が見えなくなります。ですから、真っ正面に目を向けた状態で、両手の人差し指の先端を見なければなりません。

さあ、手を左右に開いていって、どこまで人差し指の先端がハッキリと見えますか？

次は左右ではなく、上下のトレーニングです。135ページの図の④のように人差し指を水平にした状態で、ゆっくりと右手を額の上方、左手を胸の下方に持っていくようにします。

今度はどこまで人差し指の先端がハッキリと見えますか？

この上下左右のボヤケない領域までが、現在のあなたの視野です。

視野は、固定しているものではありません。トレーニングによって、徐々に拡大することができるのです。

指先がボヤケるところまでいったら、目を閉じて、眼窩《がんか》の周囲を軽く押し込むようにマッサージします。その後、また目を開いて、同じ動作を繰り返しましょう。

これは1日に何度やっても、全く構いません。パソコンやスマートフォンを使って、ちょっと時間をとれる瞬間が来たら、この視野拡大トレーニングをやってみましょう。

とにかく、毎日、何度かは必ず実践する、全くやらない日をつくらない、というように習慣づけることがポイントです。

そうしているうちに視野の広がりを、実生活でも実感できるようになります。

道路を渡る時、「右を見て、左を見て」ではなく、左右が同時に見られるようになります。

また、車を運転している時でしたら、真っ正面を見たままの状態で、左右の窓の外の景色を、ある程度まで認識できます。そうすると、不測の飛び出しなどに対して、コンマ何秒かですが、早く対応することができるようになります。

身の安全を守るためにも、日常的に視野拡大トレーニングを積んでおくことは、極めて重要な心構えです。

視野拡大トレーニング

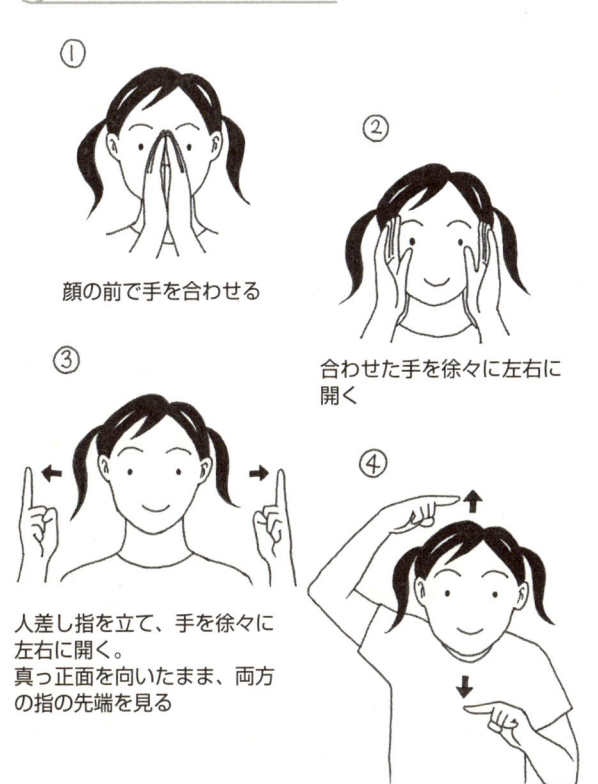

①

顔の前で手を合わせる

②

合わせた手を徐々に左右に開く

③

人差し指を立て、手を徐々に左右に開く。
真っ正面を向いたまま、両方の指の先端を見る

④

左右が終わったら上下。人差し指を水平にした状態で、手を上下に開く。
真っ正面を向いたまま、両方の指の先端を見る

50～51 ページの正解 ▼

▼ 52～53 ページの正解

Part 4

右脳強化と血流改善で目はもっとよくなる！

視力低下の原因は、こんなところにもあった！

ストレスも視力低下の大きな原因

現代は、すさまじいまでのストレス社会です。学生時代の受験競争に始まって、社会に出れば出世競争やライバル会社との争い、果てはリストラ……。

この大きな精神的ストレスが、実は視力低下の原因になっているのです。

人間が意識しないで行動している時の自律神経には交感神経と副交感神経の2種類がありますが、**ストレスを感じている時は、もっぱら交感神経だけが作動している状態になります。これが、目の健康に極めてよくないのです。**

交感神経は、いうなれば戦闘態勢神経で、副交感神経はリラックス神経です。

交感神経が活発化すると、人間の身体では次のような反応が起きます。

①呼吸が速く浅く、希薄になる――敵に居場所を察知されないように。
②消化器官の働きが、不活発になる――空腹を覚えたり便意を覚えたりすると、敵との戦いに支障が起きるので。
③末梢の毛細血管が、細く収縮する――敵との戦闘で負傷した場合に、出血量を抑えるため。
④血中のアドレナリン濃度が上がり、血圧が上昇する（③の反応をカバーして血流量を上げるため）。

副交感神経が活発化すると、全て反対になります。

人類の歴史を振り返ってみますと文字や道具、機械などの文化文明を持つようになったのは、つい最近の出来事で、人類史の大部分は全裸で道具も何も持たないで、ジャングルをさまよっていた〝有史以前〟なのです。

そのために生体反応も、まだ文化文明時代に適応できていません。

ですから、受験勉強や人間関係のストレスは、猛獣などの敵ではない、肉体的に傷つけられる恐れのない無害なものなのに、緊張のあまり「敵だ！　命が危ない！」と誤認してしまう現象が起きるのです。

「交感神経の誤作動」がストレスを生む

このような交感神経反応は非常に個人差が大きく、ストレスを認識できる人もいますし、全く認識できない人もいます。

認識できない人というのは、例えば試験会場でアガったり、受験勉強や人間関係のストレスでノイローゼや鬱病《うつびょう》になる人です。

試験会場の緊張した雰囲気を敵だと誤認して「戦闘の場だ」と錯覚したり、ストレスを「自分が獲物にされようとしている」と感じたりしてしまうんですね。

そうすると、139ページの①から④までの生体反応が全て起きます。「頭の中が真っ白になって何も考えられなかった」などと嘆く人は③の生体反応が過剰に起きて、脳に十分な血液がいかなくなってしまったのです。

そうすると、**目に送られる血液の量が十分でなくなり、眼筋は、血行不良の酸素不足状態になってしまいます。**

ストレスが長期間にわたって持続すると、眼筋は慢性的な酸欠状態で十分に動かせませんから、運動不足で痩せ細り、視力低下が起きるという構図なのです。

ストレスによる生体反応

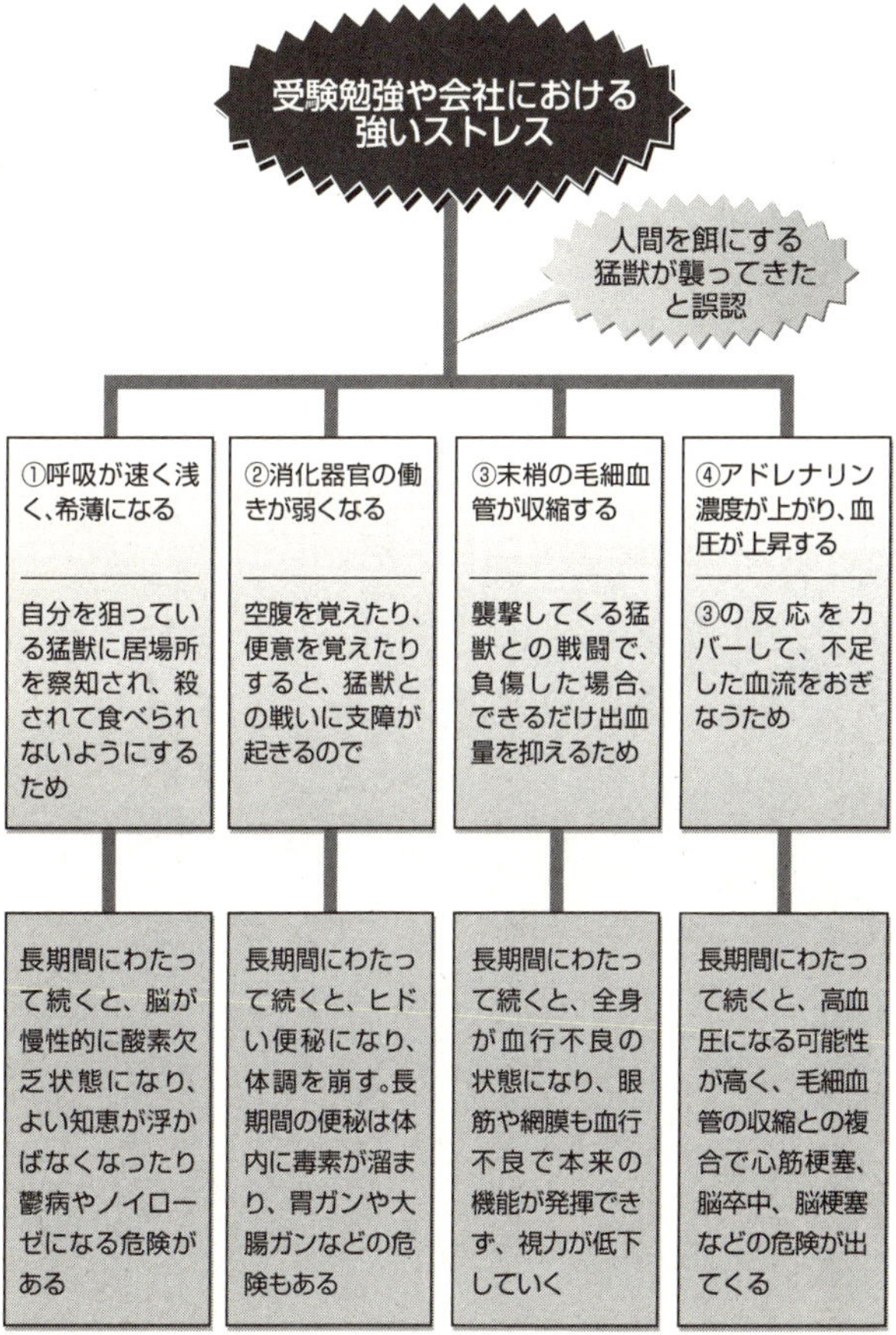
受験勉強や会社における
強いストレス
人間を餌にする
猛獣が襲ってきた
と誤認
①呼吸が速く浅く、希薄になる
自分を狙っている猛獣に居場所を察知され、殺されて食べられないようにするため
②消化器官の働きが弱くなる
空腹を覚えたり、便意を覚えたりすると、猛獣との戦いに支障が起きるので
③末梢の毛細血管が収縮する
襲撃してくる猛獣との戦闘で、負傷した場合、できるだけ出血量を抑えるため
④アドレナリン濃度が上がり、血圧が上昇する
③の反応をカバーして、不足した血流をおぎなうため
長期間にわたって続くと、脳が慢性的に酸素欠乏状態になり、よい知恵が浮かばなくなったり鬱病やノイローゼになる危険がある
長期間にわたって続くと、ヒドい便秘になり、体調を崩す。長期間の便秘は体内に毒素が溜まり、胃ガンや大腸ガンなどの危険もある
長期間にわたって続くと、全身が血行不良の状態になり、眼筋や網膜も血行不良で本来の機能が発揮できず、視力が低下していく
長期間にわたって続くと、高血圧になる可能性が高く、毛細血管の収縮との複合で心筋梗塞、脳卒中、脳梗塞などの危険が出てくる

視力低下を招く「アドレナリン作用」とは

アドレナリンが血液に引き起こす10の作用

激しいスポーツなど、興奮した場面で、よく「アドレナリンが全開になって」などという表現を使います。ところが実は、この**アドレナリンが視力を低下させる元凶の１つになっているの**です。

アドレナリンとは、副腎髄質《ふくじんずいしつ》から分泌されるホルモンの一種で、神経節や脳神経系における神経伝達物質です。

アドレナリンは明治33年に、高峰譲吉博士が牛の副腎から世界で初めて結晶化に成功し、諸外国で特許を取得した、世界に誇る偉業です。

アドレナリンは、ストレス反応の中心的役割を果たしており、138～141ページで述べ

たような交感神経が興奮した状態を引き起こします。

そのためアドレナリンは「〝闘争か逃走か〟のホルモン」とも呼ばれ、動物が敵から身を守る、あるいは逆に肉食動物が獲物を捕食する必要に迫られる、といった状態に相当するストレス反応を、全身の器官に引き起こすのです。

アドレナリンが、血液中に放出されると、次のような作用を引き起こします。

①運動器官に血液供給量を増大させる
②心筋収縮力の上昇
③心臓や肝臓、骨格筋の血管を拡張する
④ブドウ糖の血中濃度（血糖値）を上げる
⑤皮膚、粘膜の血管収縮
⑥消化器管の運動低下
⑦呼吸時におけるガス交換効率を上昇させる
⑧気管支の平滑筋《へいかつきん》の弛緩《しかん》
⑨感覚器官の感度を上げる
⑩瞳孔の拡大

体内生産されるアドレナリンはストップできない

人間の場合には、肉食動物から身を守る必要も、逆に獲物を狩る必要も一部の例外を除いて存在しないので、単純にアドレナリンは、「興奮した状態をつくるホルモン」として知られているわけです。

こういった作用を持っていますから、アドレナリンは長期間にわたって、心肺停止時の応急治療薬として用いられたり、毒蜂に刺された場合のアナフィラキシー・ショック治療や、敗血症に対する血管収縮薬、気管支喘息《ぜんそく》の発作を起こした時の気管支拡張薬として用いられてきました。

その一方で、強い作用を持っているために、有害反応を起こす場合があり、それには、動悸《どうき》、心悸亢進《しんきこうしん》、不安、頭痛、筋肉の異常な震え、高血圧などがあります。

そこで現在ではアドレナリンは、心室細動、無脈性の心室頻拍、心停止、無脈性の電気活動などのいずれに対しても、治療薬としては、あまり使われなくなりました。

しかし、治療薬として外部から投与される場合には止めることができますが（現在では副作用の少ないバソプレシンという代替薬が用いられています）、**強いストレスを**

感じて体内の副腎で生産されるアドレナリンにストップをかけることはできません。

スポーツで闘志を燃やし、興奮する場合には長時間にわたって持続するといっても、せいぜい2時間程度のものですから、ほとんど大きな問題は起きません。

しかし、**学校や会社などにおける対人関係のストレス、受験勉強のストレスなどは、だらだらと際限なく、長期間にわたって持続します。そのため、前述のような〝アドレナリンの副作用〟が、もろに襲いかかることになります。**

視力低下は「アドレナリン過剰状態」を示すサイン？

特に143ページの④ブドウ糖の血中濃度（血糖値）を上げる――が最大の問題です。

本能の部分では「敵に襲われた。撃退しなくては」あるいは「この獲物を捕まえて餌にしなくては」と考えていますから、全身を極限まで動かすために、筋肉をフルパワーで活動させるためのエネルギー源としてブドウ糖を送り出します。

ところが、実際には使っているのは目を含む脳だけといってもよい状態ですから、エネルギーの過剰供給状態になります。

副交感神経が活発化すれば、血液中のブドウ糖はグリコーゲンに再変換され、次の活動時に備えて肝臓に蓄えられますが、強いストレスを感じてアドレナリンが血液中に放出されている状態では、副交感神経は働かず、ブドウ糖は血液中を回り続けます。

つまり身体は半永久的に戦闘状態に置かれるわけです。

これが糖尿病の原因ですし、本能の部分では「まだ敵がいるぞ！　筋肉を使わなくちゃいけないから、もっとエネルギーをよこせ！」と要求していますから、実際には必要でもないのに、空腹を覚えるようになります。

これが過食症ですとか、メタボリック症候群の原因にもなるのです。

糖尿病の最も典型的な症状の1つに、網膜症があります。血液中にブドウ糖が過剰に存在するために血液の粘性が増し、到る所で血流障害が発生するのですが、毛細血管が多い目の網膜に、最も顕著に症状が現れるわけです。網膜症の他にも血行不良のために疲労物質が末端組織に蓄積することで痛風が起きたり、心筋梗塞や脳梗塞を起こしたりするのですが、最も早くに、網膜の異常や視力の急激な低下となって現れます。

ですから、視力が低下したからといって、安直に「眼鏡を作ればいい」「コンタクトレンズを作ればＯＫ」で間に合わせてはいけません。本書で紹介する眼筋トレーニングによって視力の復活や低下防止に取り組むことは重要ですが、**それよりも重要なこと**

は、日常生活の中から無用のストレスを排除することです。

また、眼筋トレーニング以外にも、全身運動を行い、ストレス即ちアドレナリン分泌によって、血液中に余分に放出されたブドウ糖を消費することが求められます。

ブドウ糖は消費されると、酸素が十分にある状態では二酸化炭素と水に分解されて体外に放出されますが、酸素が不十分だと、半分解の乳酸の段階に留まります。

この乳酸は疲労物質の主要成分で、周囲の筋肉を硬化させて凝りを引き起こします。

ですから、**肩凝りなど筋肉の凝りは、視力の低下と併せて全身の血流が不良状態に陥っていることを示すバロメーターなのです。**

視力低下と筋肉の凝りは、どちらか片方が現れることは滅多になく、綿密にチェックしてみると、必ずといってよいほど同時に発生しています。

ですから、どちらかの症状を感じたら、ただちに他方も、チェックしてください。両方とも検出できたら、本書に紹介した様々な方法を試してみて、ストレスの軽減と視力維持復活のトレーニングに取り組んでください。

視力は単に目だけの問題ではなく、健康的に人生を送って長寿を全《まっと》うできるか否か、未来を予言する正確な指針ともなり得るものなのです。

右脳を使えば、目も体もどんどんよくなる！

「左脳型人間」の目は、悪くなりやすい

勉強で何か重要な事項を理解し、覚えようとした時や、事務的な計算、論理的な思考をしようとした場合には、人間は大脳全体を平均して使うのではなく、左半分の大脳（左脳）だけを偏《かたよ》って使う傾向が顕著になります。

そういう時は、日常生活の中でも特に強いストレスを感じる場面でもあります。

大脳の半分しか使わない状況で、しかも強いストレスによる交感神経の発動で脳全体の血行が悪くなっていますから、そのシワ寄せが、目という最も弱くて敏感な器官にきて、視力の低下となって現れるわけです。

いわば**目は大脳全体の、ひいては身体全体のバロメーターやセンサーの役目を果たし**

ているといえるわけです。そこで、左脳だけでなく、右脳も均等に使用するように心がければ、視力にとってプラスになるばかりか、大脳にも身体全体にとってもよい結果をもたらし、潜在能力が活性化されるのです。

左脳と右脳の大きな違いは、要約すると次のようになります。

左脳は狭い範囲に強く意識を集中し、広く全体を見ようとしない。右脳はその逆で、広く全体を捉えようと意識を働かせる。

そのために左脳だけを使っていると次のような弊害《へいがい》が現れてきます。

①方向音痴になる

地図を見ても、狭い範囲だけ見て全体を見ていない（本人は見ているつもりでも）ので、位置関係の把握が苦手です。

また、自分が今いる位置を地図上にイメージの中で重ね合わせることができません。

そのために、どうしても方向音痴になるわけです。

②芸術性・創造性に劣る

美術であれ、音楽であれ、小説や詩のような文学の創造であれ、常に部分と全体との卓越したバランスや構成感覚を持たなくては、芸術的なセンスを発揮することができません。

左脳型人間は部分だけを見て全体を見ませんから、どうしても芸術性や創造性に劣ることになります。

また音楽や美術鑑賞、文学鑑賞は心身をリラックスさせてくれますが、**左脳型人間は、そういう点でも心身をリラックスさせるのが下手なのでストレスを背負い込みがちになります。そのためにいよいよ左脳型が強固になっていき、視力も低下し、健康にも悪影響が出てしまうという〝悪のスパイラル〟状態に陥ります。**

50～53ページの、実線上を辿る迷路でなかなかゴールに到達せず、うろうろと迷いに迷い続けた人は、左脳型です。

ごく狭い領域しか見ることができず、全体とのバランスを考えないので、どれが正解ルートなのか、簡単には見極めることができなくて迷走を続けてしまうんですね。

本書で紹介するトレーニングは、実は〝いかにして部分ではなく広い領域をいっぺんに見るか〟が重大なポイントになっています。

94～131ページで、絵柄ではなく文字を使用した理由は、絵柄よりも文字のほうが論理的、つまり左脳を偏って使おうとする性質が強いからなのです。

左脳型人間と右脳型人間の特徴

左脳型人間	右脳型人間
◎言語認識と記憶 ◎論理的な思考と、計算 ◎論理の組み立てによる記憶 ◎意識を強く働かせ、ストレスを感じる	◎形状認識と記憶 ◎直感的な思考と、芸術センス ◎映像＆写真的記憶や音楽的な記憶 ◎心身をリラックスさせるのが得意
◎いつも狭い範囲を見る癖がついて、特に全体と部分を比較して、とっさの判断を下すことが苦手になる ◎直感力に劣り、前例のあるマニュアル的な判断は得意だが、前例がないと立ち往生する ◎いちいち論理的に考えないと覚えられないので記憶力に劣り、記憶作業に苦労するため受験ノイローゼなどになりやすく、人間関係のストレスにも弱い	◎常に部分を全体との比較で見ているので、とっさの素早い判断が得意 ◎しかし、論理的ではないので、なぜその判断を下したのかの理由を説明できないことも多い。行動理由の説明は、常に後づけとなる ◎直感的・映像的・音楽的な手法で記憶することを得意とするので、あまり記憶作業で苦労することがない。それほどストレスを感じずに、困難を切り抜けられる

右脳を活発にして、「眼球を目覚めさせる」には

右脳を鋭くするグーパー体操

さて、前述したように、**左脳はいうなればストレス脳で、右脳はリラックス脳です。**とかく現代社会は、左脳を偏って使う傾向が大ですから、どうしてもストレスによって精神的疲労が蓄積してきます。学校でのイジメや、社会での様々なハラスメントは、社会全体にストレスが鬱積《うっせき》していることが一因となっているのかもしれません。

右脳の働きを活発にすれば、脳はリラックスし、眼球を含む脳全体の血流が改善されて、視力もよくなれば知恵も働くようになり、発想力や創造力なども高めることができます。まさにいいことずくめです。簡単に右脳を活性化させる方法として155ページで紹介するグーパー体操があります。

右脳は音楽脳でもありますから、何かリズミカルな音楽を、ＢＧＭとしてかけながら取り組んでみてください。

①左手を開いて5本の指を真っ直ぐに伸ばすと同時に、右手で握り拳をつくります。

②次に左手で右手の握り拳を掴み、包み込むようにします。ジャンケンで、パーを出して勝った左手がグーを出して負けた右手を呑み込む格好ですね。

③次は逆に右手を開いてパーの格好をつくり、それと同時に左手は握り拳をつくってグーの格好をつくります。

④右手でグーの左手を掴んで、包み込みます。

以降は①に戻って、同じ運動を制限時間が来るまで繰り返します。

最初は1分ぐらいから始め、長くても5分くらいまで。このグーパー体操をやる時は、この曲をと、ＢＧＭを決めて取り組むと楽しく実行でき長続きします。

左右の手足をバランスよく使おう

グーパー体操のポイントは、利き腕でない手にも細かい運動をさせることで、脳全体の血流が均等になるように働きかけることにあります。

脳は非常に精密な器官で、一応は常に全体に血液が流れているのですが、それは単に細胞の生命を維持する役割を果たしているにすぎません。それとは別に、物事を考えたり、手足を動かしたりといった活動をすると、それに関する指令を司っている部位の脳細胞への血流がグーンとはね上がります。ですから**様々な形で手足に運動をさせ、脳全体の血流をよくすることは非常に大切なのです。**

老人ですと、このグーパー体操は記憶力の劣化防止にも効果があります。グーパー体操はボケ防止にも繋がるのです。また、同じように脳の血流をよくし、運動不足も解消する、左右交互キック運動にも取り組んでみましょう。

①右足で前蹴り、次に左足で前蹴り
②右足で横蹴り、左足で横蹴り
③右足で後ろ蹴り、左足で後ろ蹴り
④右足で回し蹴り、左足で回し蹴り
⑤右足を高く振り上げてかかと落とし、左足を高く振り上げてかかと落とし
⑤までいったら、①に戻り、同じ運動を5分ほど繰り返します。

グーパー体操

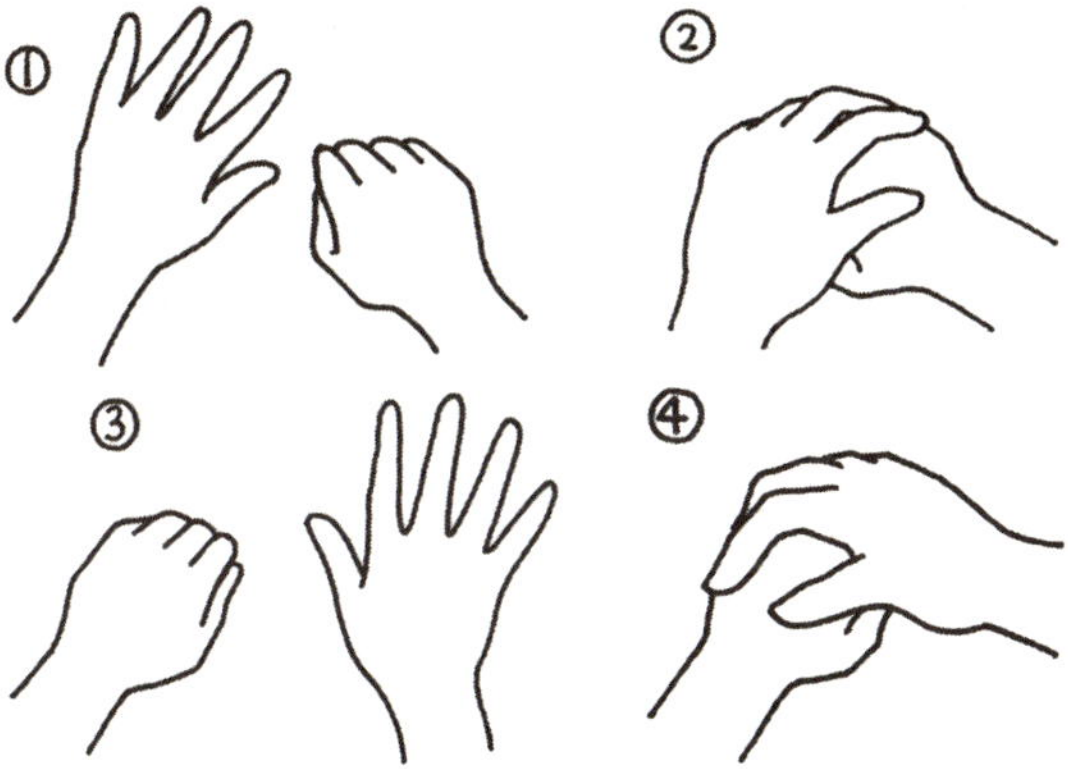

左右交互キック運動

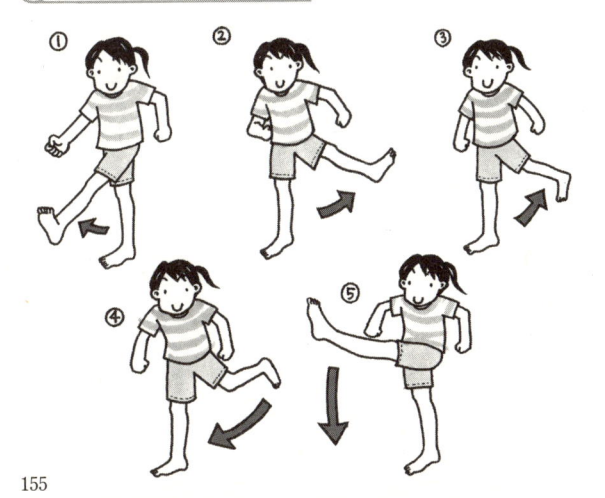

押すだけで、視力を上げる「3つのツボ」

視力の回復には、血行不良の改善が欠かせない

血液は心臓を起点にして身体中をぐるぐると回り続けています。手足を流れた血液は、いつかは必ず目にも脳にも流れるのです。

ここで少し、お盆と正月における高速道路の交通渋滞を思い浮かべてください。東名高速で事故が起こって封鎖が行われたと仮定します。その事故の情報は、たちまち伝わって、人々は中央高速や一般道に殺到し、ひどい渋滞が発生するでしょう。

人体も全く同じような構図で、**手や足で血液渋滞（血行不良）が起きると、連鎖反応で到る所に渋滞が発生して、特に心臓よりも上の位置にある目と脳に送り込まなければならない血液に、不足が生じます。**

その結果、目は眼精疲労を起こしやすくなって視力が低下し、脳はよい知恵が思い浮かばなくなったり、ストレスに負けて鬱病やノイローゼにかかったりします。

例えば冷え症の人は、手足の血行が悪くなった典型ですが、まず冷え症の人の99％以上が視力の低下を引き起こしています。

そこで、手足で血行不良を起こしやすい部位であり、東洋医学で経絡点《けいらくてん》と呼ぶ場所をマッサージすることを心がけると、冷え症も改善されますし、視力にも好影響が見られ、脳の働きも活発化します。

逆にいえば**本書で紹介した眼筋トレーニングや、グーパー体操を熱心に行っても、手足の血行不良状態を放置していたのでは、目が慢性的に酸欠状態に置かれるので、顕著な効果は得られません。**経絡点マッサージを一緒に行うことで、柔道における〝合わせ技、一本〟のような感じで、より大きな効果が得られるのです。

曲池・手三里・合谷・足三里のマッサージを励行しよう

腕では、肘を曲げた時にできるシワの上側の外れの〝曲池《きょくち》〟という名称の経絡点と、そこから指を横に並べて3本分ほど手の先端側の〝手三里《てさんり》〟という名称の経絡点で血行が停滞することが多いとされています。手では、親指と人差し指の骨が分岐する位置の手の甲の側を〝合谷《ごうこく》〟と呼びますが、ここでも血流が滞りがちです。

眼精疲労や視力低下を訴える人に対し、この3カ所の経絡点をぐいぐい押し込むように強く押さえてみると、多くの人が苦痛を訴えます。位置がよくわからない人は、図を参考にして、あちこち押さえてみてください。痛みを覚えた箇所が経絡点です。

曲池・手三里・合谷・足三里

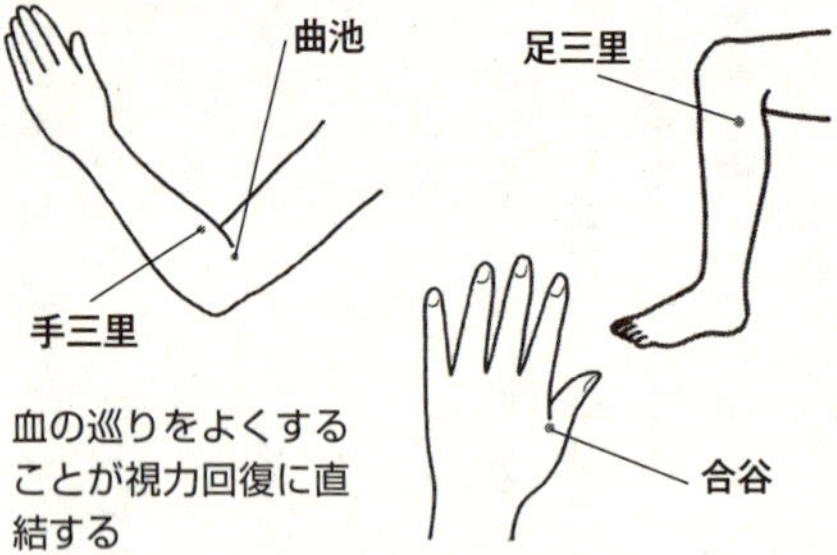

血の巡りをよくすることが視力回復に直結する

血流が滞っていると、その箇所に疲労物質である乳酸が蓄積します。乳酸は筋肉中のタンパク質と結合し硬化し、俗に〝凝り〟と呼ばれるものになります。石のように硬くなっているので強く押さえると周囲の神経が圧迫されて痛みを覚えるのです。

腕と手の経絡点をマッサージして効果が得られたら、足もマッサージをしてみましょう。膝の真横から爪先方向に指3本分の位置にある足三里《あしさんり》も有名な経絡点です。

Part
5

速読がもたらす
脅威の視力回復効果

速読で視力がどんどんよくなる秘密

速読術なら〝一石二鳥〟

現代は競争社会で一定以上の収入や安定した地位を得ようとした場合には、ほとんどの分野で高学歴・高資格を要求される仕組みになっています。

そのためには、ハードな受験勉強の難関を潜り抜けねばならず、勉強期間中の精神的ストレスは大変なものになり、視力もどんどん低下していきます。

視力低下だけで済めばよいほうで、受験ノイローゼにかかったり、果ては鬱《うつ》病に侵されたりする危険さえ存在します。

この危険に対する〝一石二鳥〟の切り札となるのが、速読術なのです。

速読術には次のようなメリットが存在します。

①右脳の能力を最大限に活用し、脳をリラックスさせた状態で本を読むので、ストレスが軽減されます。
②短時間に大量の本や文献を読めるので、勉強の効率がよくなり、睡眠時間を切り詰めるなどの負担が必要でなくなります。
③一定の制限時間内に大量の問題を解かなければならないタイプの試験に対して非常に強くなるので、大学受験にしても、資格試験にしても、目標をクリアしやすくなります。

なぜ、このようないいことずくめになるのかというと、速読術の読み方は、従来の読み方とは根本的に違うからなのです。

速読術に関してご存じない方は、今までと全く同じ読み方で、それをただ斜め読み的に加速していくのが速読術である、という認識を持っています。

そういう読み方ですと、どうしても文意など文章内容の把握の程度は低下します。また、記憶への定着度も落ちます。

その結果「速読術なんかやっても実際の役には立たない」という誤解に結びつきます。

しかし、本書で紹介する効果的な速読術の方法は、ただの「斜め読み」とは異なります。効果的な速読術は要約すると次のようになります。

①1～3文字ぐらいずつ読む従来の読み方に対して、速読術では視野を広げ、数多くの文字をいっぺんに読み取ります。

②読みながら音読するか、頭の中で密かに声に出して〝疑似《ぎじ》音読〟しながら読んでいく従来の読み方に対して、速読術では数多くの文字をまとめて把握するので、音読も疑似音読もできません。

この②の読み方のために、**内容の把握度を全く落としていないのに、読むスピードが上がっていくのです。**

逆にいえば、文章内容を理解する度合いが低下するようでは、それは単なる〝飛ばし読み〟〝斜め読み〟であって、速読術とはいえないものなのです。

「おわりに」で詳しく触れますが、速読では、速読独習用のコンピュータ・ソフトを入手してパソコンのディスプレイ上で訓練に取り組むのも効果的です。

東京・名古屋・京都・大阪という大都市圏の方ですと、発売元のＳＰ学院で無料の体験レッスンを受けることもできます。

コンピュータ・ソフトには高度の受験勉強用から資格試験用、一般用のものと、様々なバージョンの製品が揃っているので、皆さんのニーズに十分に応えることができます。

本書の94～131ページでは、徐々にページを追うごとに〝文字の塊〟を増やしていく訓練図を作成しました。この訓練は眼筋トレーニングでありながら、文字の線をいっぺんに読み取るので、結果的に速読の訓練にもなるのです。94～97ページは2文字。これは誰でも練習なしに一度に読み取れるはずです。102～105ページの4文字ぐらいまでだったら、ちょっと練習すれば誰でも読み取ることができるでしょう。

しかし、110～111ページの6文字（これは日本全国の有名な公園の名前です）あたりから難しくなり、114～115ページの7文字（これは世界遺産の名前です）あたりで、そろそろ読むことができなくなる人が出てくるはずです。

130～131ページの正岡子規の俳句ともなると、これはもう至難の業。でも、無理を承知でチャレンジすれば、皆さんの潜在能力は確実に活性化されます。

子どもも楽しんでできる、視力回復速読法

速読は子どものほうが身につきやすい

右脳を最大限に使う生活習慣が、視力にとってよい影響をもたらすことを4章で述べました。それでは、右脳を使って文章を読むには、どうすればよいのでしょうか。それには、速読的な読み方を身につけることが必要になってきます。

速読は、子どもにも簡単にできます。むしろ、**速読は幼い頃ほど簡単にマスターできる性質のものなのです。**なぜなら、**まだ幼いうちは文章を読むのに際して、こういう読み方をしなければならない、といった〝縛り〟がないからです。**

人間が速読できなくなる理由は、まず第一に音読です。

小学校に入ると生徒が正しく文字を覚えているか否かをチェックするために、授業で

音読をさせるようになります。

これは英語などの外国語の授業を受け、勉強するようになると一生つきまといます。音読の習慣が身につくと、次第に一種の条件反射が脳に刷り込まれます。

どのような条件反射なのかといいますと、「現時点で読んでいる文字だけに意識を集中して、視野を狭い領域に絞り込み、広く全体を見ようとしない」というものです。

文字は、ただ見るだけならば一度に沢山の数を見ることができます。ところが、それを声に出して読むとなると、一度には1文字ずつしか発声することができません。

その時点で読んでいる文字以外の文字は、見えても意味がありません。

意味がないことはしない↓見えても見ないようにする↓現実に見えなくなる↓視野の絞り込みが行われる……

という流れで、日常的に視野が狭くなり、後戻りができなくなると、視力に悪影響が出てきてしまうわけです。

いいことだらけ！「速読の英才教育」

文字を見ても視野が狭くなる条件反射が起きない少年少女の時代に、速読の英才教

育を始めましょう。そうすると、大量に本を読んでも視力が低下しませんし、知識の量も半端でないくらいに増やすことができます。

まず何をやるかというと、日本語では漢字を大量に覚えさせます。

現在の国語教育では漢字は読めて書けなければなりません。ですから画数の少ない漢字から徐々に段階的に難易度の高い漢字に進むシステムを採用しています。

そうこうしているうちに、条件反射が身についてしまい、視野の絞り込みと記憶力の低下が起きて、せっかくの能力を摘み取ってしまうのです。

「まず最初は読めるだけでＯＫ」という教育方式を採ると、子ども時代であれば、多くの漢字をあっという間に覚えることができます。

例えば魚偏の文字。実に数多くの文字がありますね。

鰯《いわし》＝**弱**くて腐りやすい魚
鯖《さば》＝いちばん**青**い色をした魚
鰹《かつお》＝身が**堅**い魚　など…

偏と旁《つくり》には個別に意味があって、その組み合わせで漢字が成り立っている、と教えると、たちまち子どもは漢字の魅力に取りつかれていきます。

速読を子ども時代に行うメリット

学校で音読教育が始まる前に、漢字を模様やデザインのように大量に教える

↓

右脳的な見方

文字を見ると視野を絞り込んでしまう条件反射が起きるのをストップさせる

↓

左脳的見方の発動にブレーキをかける

視野が広いリラックスした状態で文字が読めるようになり、どんどん知識が入ってくるので勉強することが楽しくなる

速読準備段階①

10秒トレーニングで自分の「眼筋力」を知る

あなたの眼筋力をチェックしよう

大多数の人が速読できない理由は、小・中学校で音読を中心にした授業を行うために〝現在、声に出して読んでいる文字〟以外の文字は読む必要がないので、だんだんと視野を狭く狭く、読んでいる文字の周囲にだけ絞り込んでしまう、条件反射を起こすことにあります。

そこで速読の準備段階としては、絶対に音読できないほどのスピードで文字を見ていくことからスタートします。

ですが、**文字を見てしまうと、つい本能的に意味を理解しようと読んでしまってスピードが落ちるので、最初は無意味な図形でトレーニングを行います。**

まず、次のページのトレーニング図を見てください。この際、コンタクトレンズ使用の人はレンズがズレる可能性が高いので、外してください。

まずはトレーニング①から始めましょう。右上からスタートし、首を動かさないで（ただし、硬くならないで姿勢をリラックスさせて）可能な限りの猛スピードで視線だけでゴール地点までなぞってください。

制限時間は10秒間です。キッチンタイマーを利用して取り組んでみてください。眼筋ストレッチ運動でめまいを覚えた人は、半分の5秒間に制限時間をセットして、後で数値を2倍して換算してください。

10秒間でゴール地点まで到達したら、すぐにまたスタート地点に戻り、休まずに第2ラウンドに入ってください。同じ様にトレーニング②にも取り組みましょう。

さて、あなたは制限時間の10秒間で、それぞれ何回この図形を辿れたでしょうか。チェックの目安を書くと、次のようになります。

①半分程度しかいかなかった→あなたの眼筋は、相当に衰えています。
②ちょうど最後までいった　→あなたの眼筋は、やや運動不足ぎみです。
③3回以上、反復できた　→あなたの眼筋は、良好な状態にあります。

10秒トレーニング①

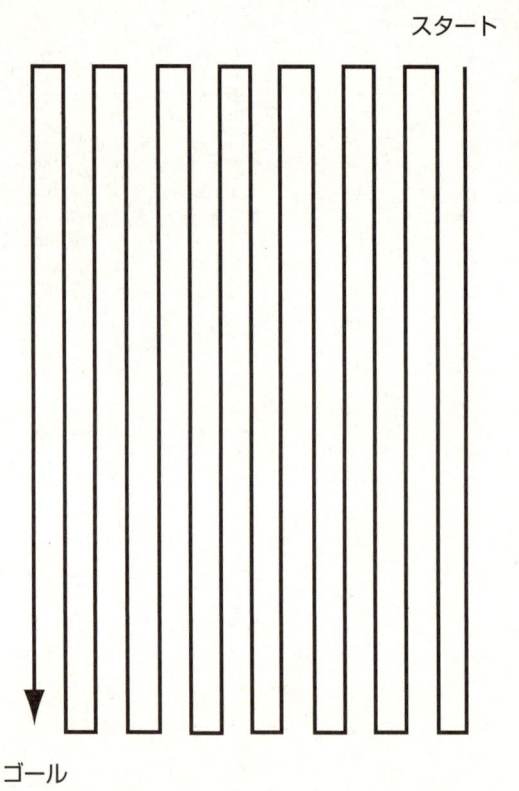

スタート

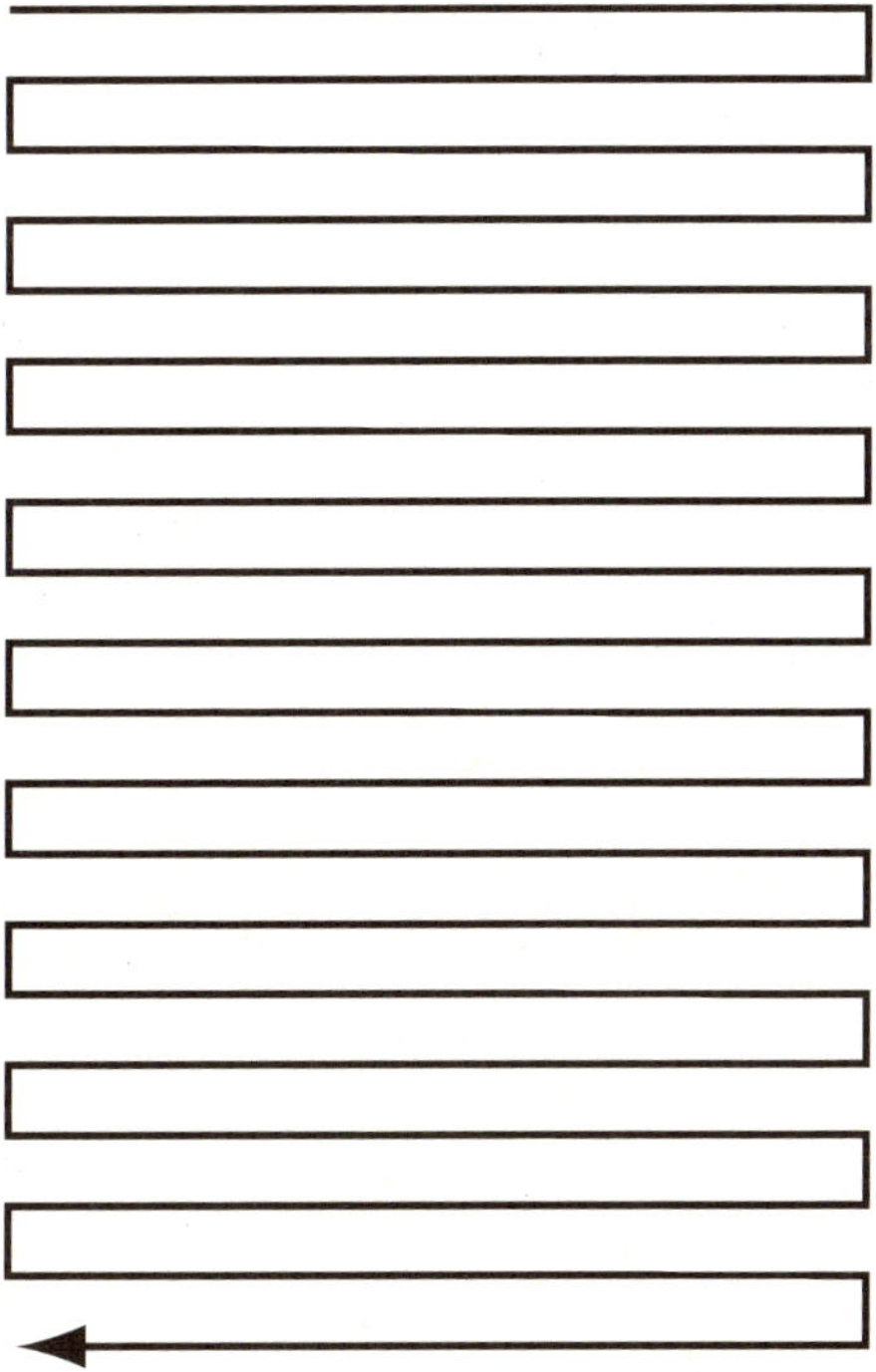

ゴール

さて、①と②のトレーニングで、数値に大きなバラツキがあった、①と②のいずれかが速くて、他方が遅かったという人の場合は、眼筋の発達状態にアンバランスがあるわけで、20〜23ページで述べた軸性乱視になっているはずです。

遅かったほうのトレーニングを重点的に実行するように心がけると、徐々に眼筋のアンバランスが矯正され、乱視の度が弱まってきますので、乱視がある人は、遅かったほうのトレーニングをぜひ励行《れいこう》してください。

当初の目標としては、制限時間の10秒間で2回はスタートからゴールまで反復できるように練習を積んでください。

また、乱視だからといって弱いほうばかりを重点的にやらず、強いほう1回に対して、弱いほう2回といった調子で、組み合わせて練習に取り組むとより効果的です。

最初から熱心にやり過ぎると、めまいや吐き気を覚えたり、翌日に眼底に鈍痛を覚えることがありますので、オーバーワークに注意してください。

テレビを見ている時にCMタイムだけやってみるといった程度が適当な運動量です。最初の1週間は、1時間ドラマのCMタイムだけ、次の1週間は倍に増やして2時間ドラマや洋画劇場のCMタイムだけ、と段階的に増量していきましょう。

速読準備段階②
指差し確認で初歩の速読術をマスター

速読ペースメーカーで、音読脳を速読脳へ

次の段階でいよいよ初歩の速読術に進みます。

170～171ページの図は単なる線ですから、これを視線で追っていくのは、少しも難しい作業ではありません。ところが**文字で埋まったページを広げると、とたんに目は速く動かすことができなくなります。どうしても「読みたい」気持ちが先立って、ついつい頭の中で音読をしてしまうのです。**すると自然にブレーキがかかって、たとえ心の中で「目を早く動かそう」と思っていても、ついつい怠けてしまいます。

例えばマラソンのことを想像してください。選手同士が勝ちを必要以上に意識して牽制し合った時ですとか、疲労が溜まってきた時には、どうしてもペースダウンが起きま

す。その結果、平凡な記録しか出ないことになります。これでは面白くないので、賞金レースでは主催者がペースメーカーを導入するようになりました。

選手はペースメーカーの走る速度に従って走っていけば、自然と一定以上の好記録が出せる方式が現在のマラソンレースの主流となっています。

速読術においても、初歩のうちはこのペースメーカーを利用すると、意外とすんなり、マスターできるのです。

自分の指を使った速読実践法

そうはいっても、どこにそんな都合のよいペースメーカーがあるのか——と思う人もおられるでしょう。**皆さんにとって最も身近で原始的な〝道具〟——そうです、人差し指をペースメーカーとして使うのです。本を広げたら、文字が印刷されている各行を単に視線で追うだけではなく、人差し指でなぞってみてください。**

文字をなぞってしまうと読めなくなりますから、文字のすぐ脇の行間の部分をできる限りの高速で動かすようにします。

リズムを刻んでテンポを合わせるための器械にメトロノームがありますが、このメトロノームをアップテンポで動かした場合のように（電子式でなく旧式の振り子型のもの）、あるいは自動車のワイパーのように、印刷された文字に合わせ、縦方向もしくは横方向に動かすようにします。そうすると、目は必死に指先を追いかけ、ちょうど指先が指し示している位置の文字を読み取るようになるのです。

この方法で、文庫本ですと左右の2ページを遅くとも20秒～30秒で読み終えることができます（どの程度まで文字が詰まっているかで、所要時間には若干の差が出ます）。

この〝指差し確認ペース〟で文字を読んでいくと、絶対に頭の中で音声変換して音読することができません。また、何とか懸命に指の動きを追おうとしますから、視野が狭い範囲に絞り込まれる条件反射を、相当程度まで押さえ込むことができます。

この時、**意味の読み取りスピードに合わせて指先の動きを遅らせてはいけません。あくまでも指先が〝ご主人様〟で目は必死に先を行く主君に追走する〝家来〟なのです。**

そのようにして指先で文字を追いかける読み方を日常的にすることで、分速およそ3千文字までの速読術はマスターすることが可能です。

この方法で速読を行うと、日本人の平均読書スピードの5倍前後で本を読むことができるようになります。

スピードトレーニングで、速読に慣れよう

視線の動かし方を身につける

それでは、いよいよ速読習得のための「スピードトレーニング」を行っていきましょう。実際に手近の本を使い、177ページの図のようにページをめくっていきます。本の判型は構わないのですが、できれば文字の大きい本を選んでください。文字が小さい本ですと、つい視野を絞り込んでしまいがちです。視野の絞り込みが起きると自動的に旧来の疑似音読的な読み方に引き戻されてしまいます。

この段階では、あくまでスピードに慣れることが目的なので文字を読む必要はありません。どんどんページをめくり、視線の動かし方を身につけましょう。170～171ページでは実線でしたが、実際の本を使うのでよりイメージがつかみやすくなるはずです。

「スピードトレーニング」で視線の動かし方を身につけよう

①猛スピードでページをめくる。視線を走らせることでページ全体を視野に入れるように努力しよう！ 速読最終段階のスピードを体験し、スピードに慣れる

②V字型にページ全体を見てみよう。「識幅」（意味を認識できる面積）を広くし、V字型を大きくするよう心がけよう

③1秒で10ページめくろう。この段階では、5行くらいをいっぺんに見るつもりで、目を素早く動かすこと

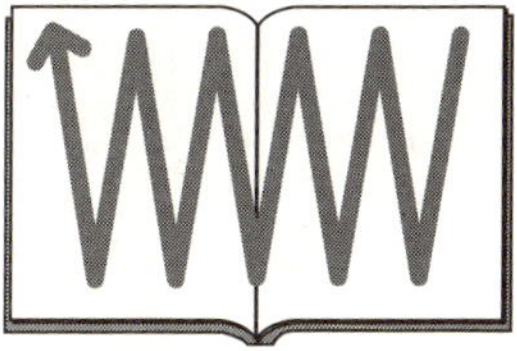

④だんだんペースダウンし、細かく行を見よう。文字や意味を読み取れなくてもいいので、視線をジグザグに走らせ速読イメージをつかもう

視力回復のための「速読術」を身につけよう

速読の基本は、幅広の視線を獲得することにある

ある程度スピードに慣れたら、次は「速読トレーニング」に入っていきます。具体的なトレーニング法をお伝えする前に、速読の基本的な考え方を説明しておきましょう。

通常、本を読む場合には、意味を読み取っている対象の1行だけを見て両側の行の文字は全く見ないし、内容も把握しようとはしませんが、速読術では少なくとも両側の行を含んだ3行の文字を読み取るようにします。つまり3行分の帯状の幅を持った視線で文字の上をなぞっていくわけです。これが速読の基本的な考え方です。

速読の最上級段階、V字の目の動きで文字を読み取る時には、視線の幅をさらに大きく広げ、線ではなく〝視面〟とでも形容したほうがよいような見方をします。別の

例え方をすると、ものすごく太い筆を持っているとイメージしてください。書家やお坊さんが大きな紙に途方もなく巨大な文字を書く時に使うような筆です。そういう筆をV字状に動かせば、見開き2ページの文字を塗りつぶせるでしょう。上手く塗りつぶせたら、2ページの文章内容を理解することができるわけです。

ただこれは、速読の最終段階ですので、到達できる人はごくわずかなはず。当面は前述のとおり、3行分の帯状の幅の視線で文字をなぞることを目標にしましょう。

つい1行だけの狭い範囲に視野を絞り込んでしまう癖が抜けない場合は、120～131ページの訓練に再チャレンジ。これらの訓練では、複数行にまたがる単語の塊を読んで理解するため、眼筋トレーニングと一緒に、視線幅を広げるトレーニングもできるのです。突っかかる度、120～131ページの訓練に戻れば、徐々に徐々に、あなたの文字を読む際の視線の幅は太く広がっていきます。視線の幅を広げた読み方ができるようになると、意識して読む行が1行で、半無意識で読む行が両側に存在する格好になります。

慣れないうちは15行ある本だと視線を15往復させなければなりません。ですが、視線を広げて読むのが習慣になると、この往復させる回数がどんどん減ってきます。

〝半無意識〟というのは文字どおり意識の半分ですから、3回の反復で倍加され、意識して読んだのと同じレベルで文章内容を理解できる状態になります。

これを詭弁と感じる人がいるかもしれませんが、そういう人の読み方を綿密にチェックしてみると、〝半無意識〟状態にまでも達していないのです。それでは、3倍しただけでは明確な意識のレベルにまでは到達しません。

さらにこれから紹介する速読トレーニングを行うことで、感覚的に〝半無意識で読む〟〝同時に複数の行を見て意味を読み取る〟という読み方が、リラックス状態でもできるようになっていきます。すると、15行の本を読むのに視線は10往復になり、7往復になり、5往復になり…と段階的に減り、1冊の本にかける時間も減っていきます。

1日1回の速読トレーニングで、速読術をモノにしよう

それではここから速読トレーニング方法の具体的な説明に入りましょう。183ページの図をご覧ください。このトレーニングは毎日1回行うことで、効果が出てきます。トレーニングとしてはハードルの高い速読術から、徐々にレベルを下げていく手順を踏んでいきます。野球でいうなら、速いボールを最初に打つ訓練を行うことで、目がボールのスピードに慣れ、結果として実力が上がっていくのと同じ理屈です。

まず、準備体操としてV字状に視線を動かし、左右の2ページを眺めるところから始めます。これは前述のとおり最上級の速読法なので、大多数の人が読み込むことはできないだろうと思われます。また、この訓練は先ほどのスピードトレーニングの延長なので、この段階ではまだ、文字の意味を読み取る必要はありません。

次にステップ1に進みます。このステップでは文字を読み取ることを意識し、もう少し細かく視線をW字状に動かしてみましょう。この視線の動きではまだ、内容が理解できない人が多いと思います。そういう場合は、WW字状に……と、どんどん視線の動きを細かくしていきましょう。

ここでポイントになるのは、内容が理解できないからといって、目を動かすスピードを緩めないこと。スピードを落として意味を読み取ろうとすると、どうしても疑似音読したり視野を絞り込んだり、といった一種の〝退行現象〟が起きてしまいます。

次のステップ2では、「1秒間で5行」「1秒間で2行」など、1秒間に対し行数を決めて文を読んでいきましょう。ここでも文字をきちんと読み取るように。また、速読の最終目標は単に文字を読むだけでなく「内容を記憶すること」なので、文を記憶することも意識しながら訓練を行っていきましょう。

このように速読トレーニングを毎日続けていくと、1秒で1行読めるようになり、1秒で5行読めるようになり、さらにはW字状の視線の動きで文が読めるようになり…と、次第に視面が太くなっていき、最終的に高度な速読ができるようになるのです。

速読のトレーニングは3歩進んで、2歩後退

速読術のトレーニングは常に前進と後退の繰り返しです。分速1万文字の速読能力がマスターできても、全ての本が同じスピードで読めるわけではありません。書かれている内容が難解だったり、未知の概念に出会った時は速読できなくなります。概念の定義や公式など、半無意識で読み進めても理解できるための情報を、脳の記憶中枢に持っておく必要があります。情報を得るためには、声に出して読んだり、紙に書いたりして覚える作業が必要になる時もあります。そうすると必然的に視野の絞り込みの条件反射が蘇ってくるので、また視野拡大トレーニングが必要になります。速読の勉強の間、この3歩前進・2歩後退の速読トレーニングは続きます。

実践「速読トレーニング」

※毎日のトレーニングは各項目、1回ずつ

（慣れるまで多少時間がかかるかもしれませんが、その場合は各項目の回数を増やしてください）

			眼の動き	注意点
準備体操	スピードになれる	①2秒で50ページを見る ▼ ②4秒で50ページを見る ▼ ③8秒で50ページを見る	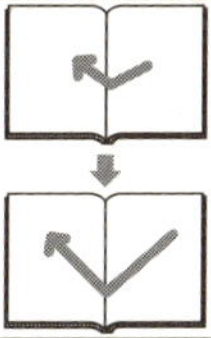	・1回1回の間に30秒以上の休憩を取る ・文字を読み取らなくてOK
ステップ1	文字を読み取る	①1秒間で8ページを見る ▼ ②1秒間で4ページを見る ▼ ③1秒間で2ページを見る ▼ ④1秒間で1ページを見る	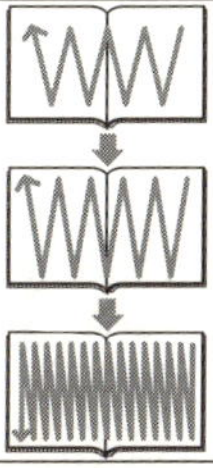	・各5秒間 ・1回1回の間に1秒以上の休憩を取る
ステップ2	文章を理解し、記憶する	①1秒間で5行読む（5秒で25行読む） ▼ ②1秒間で2行読む（10秒で20行読む） ▼ ③1秒間で1行読む（10秒で10行読む） ※文章を読みながら同時に口の中で「1、2、3、4、5…」と数えて、数えるごとに必ず次の行へ進むようにする		③は最初は1回3ページぐらいを目安に。慣れるに従って増やす

注意

①眼鏡、コンタクトレンズをしている方は外して行ってください

②眼筋が弱っている人は、まれにめまいや吐き気などがする場合がありますが、その時は休憩時間を長めに取ったり、回数を減らすなどして決して無理をしないでください

③オーバーワークになりますと眼筋が肉離れ状態になり、かえって目を痛めることになりますので、くれぐれも注意してください

血行不良の根本的な改善が、視力回復につながる

血の巡りをよくする2つの運動

これまで様々な眼筋トレーニングの方法と、速読術のトレーニング方法を紹介してきました。けれども、まだそれでも目立った効果が得られない、という人がいらっしゃると思います。

そういう人は、心配症だったり躁鬱《そううつ》気質で鬱状態に陥ったりすることが多いのですが、**ストレスに弱く鬱病にかかったりノイローゼになる人は、首のところで血行不良が起きていると断言しても過言ではありません。**

少なくとも私が見てきた範囲内では、１つの例外もありませんでした。

首のところで血流が滞ったために、脳に十分な血液が送られず、脳細胞が慢性的な

弱い酸欠状態に陥った。その結果、鬱状態になっている。鬱とは脳細胞が酸欠の状態に陥ったことを示す〝黄色信号の点滅〟である――これが私の到達した結論です。

自分が鬱状態に陥っている自覚がある人は、首の両側を背後から利き手で、挟みつけるように掴んでください。

手の小さい人は、誰か親しい人に掴んでもらってください。で、強く揉み込むようにマッサージしてみてください。そうすると、強い痛みを覚えるはずです。血流が滞って疲労物質の乳酸が蓄積し、血管の周囲の筋肉が石のように硬くなっているために押すと痛みを覚えるのです。

同時に、**少しマッサージを続けていると、急にスーッと頭が冴えて、血の巡りがよくなったような自覚があるはずです。**

勉強や仕事を続けていて、睡魔に襲われた時なども、このマッサージは有効です。眠気とは脳細胞が弱い酸欠状態に陥った1つの症状の現れですから。

脳の血行不良の原因は頸椎のズレにあり

しかし、この頸部《けいぶ》マッサージは、あくまでも応急療法です。

ストレスに弱い人、すぐ鬱状態に陥る人は多かれ少なかれ猫背の姿勢で、首がやや前に出ています。そのために首の箇所で血管が歪んで、血行不良が起きるわけです。

この状態が長期間にわたって持続すると、頸椎《けいつい》に微妙なズレが発生します。気が滅入ったからうなだれて首が前に出て猫背になるのか、猫背の姿勢が原因で脳細胞が酸欠状態に陥って気が滅入るのか、私は〝鶏と卵〟のような関係だと思っています。

とにかく**猫背になりがちな人は首の背後部分の筋肉が衰えているので、頭部の重量を支えることができなくなり、それで姿勢が悪くなり、遂には頸椎がズレるわけです。この状態を解消するためには、左ページの図のような体操を行ってみてください。**

四脚獣のような歩行、お子さんを背中に乗せて室内を歩く〝お馬さんごっこ〟みたいな運動をすると、頭を高く持ち上げていなければならないので首の背後部分の筋肉が強化されます。二足歩行から四足歩行の先史時代に擬似的に戻るわけで、この運動を私は「先祖帰り健康法」と名づけています。

また椅子の背もたれを利用した「転がしマッサージ」も有効ですが、これは重症の人ですと、めまいを起こすことがあります。その場合は、手で首の両側を強くマッサージすることを重点的に実行してください。

先祖帰り健康法

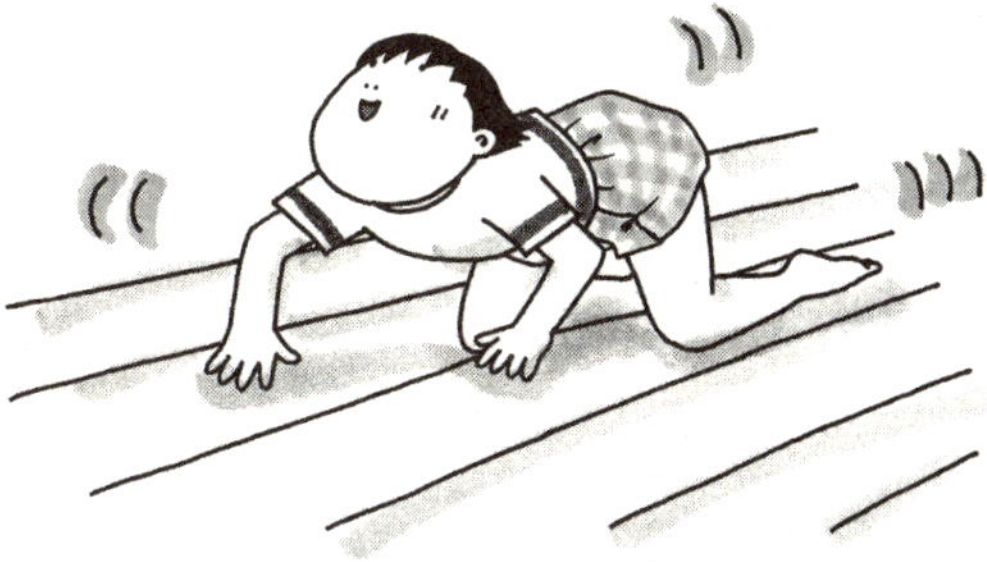

四つんばいで首を高く掲げ歩き回ると、
頸椎周辺の筋力アップ！

転がしマッサージ

後頭部の凹みを
椅子の背もたれに
のせて左右に転がす

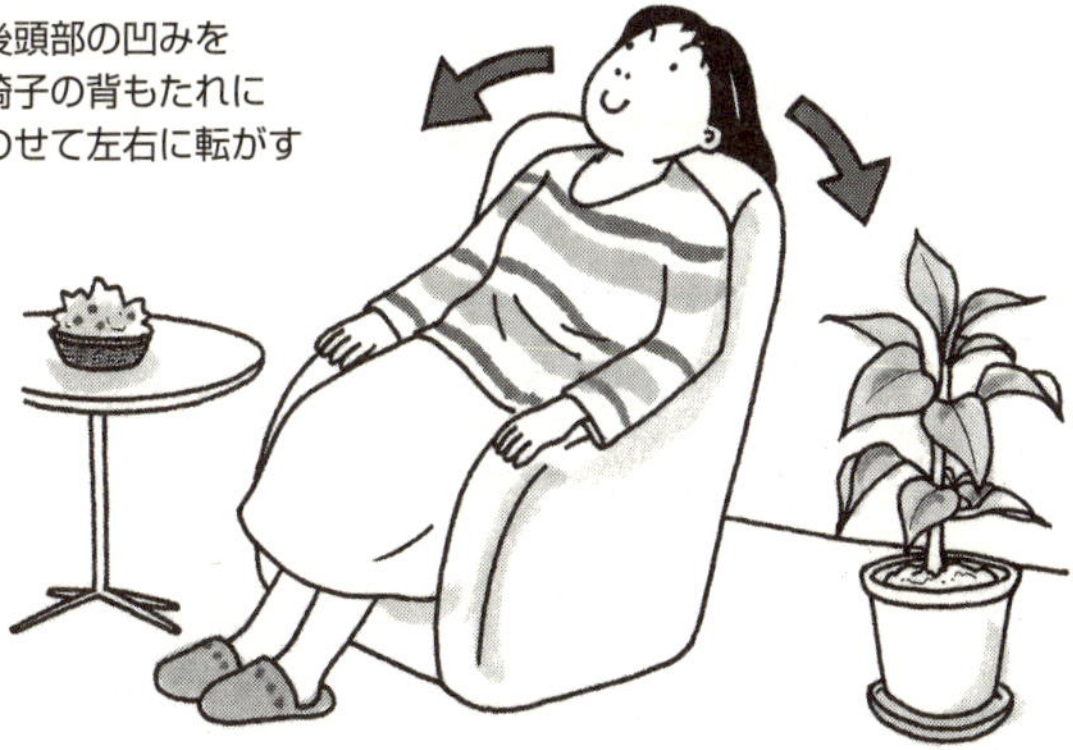

おわりに

本書で紹介した視力回復に直結する速読術は、パソコンのディスプレイ上でも訓練できます。

私が顧問をしているSP速読学院（〒604-8187 京都市中京区御池通東洞院東入ル 永和御池ビル403号・TEL＝075-253-5585・メールアドレス＝admin@pc-sokudoku.co.jp・ホームページURL＝http://www.pc-sokudoku.co.jp/）では、速読術独習用ソフトも販売していますし、東京・名古屋・京都・大阪の4教室で無料体験レッスンのサービスも行っています。各教室の住所は左記のとおりです。

東京教室＝東京都豊島区東池袋3-1-1 サンシャイン60 45階
名古屋教室＝愛知県名古屋市中村区名駅4-5-26 ユニモール桜ビル 5階
大阪教室＝大阪市北区梅田1-3-1 大阪駅前第1ビル4階 4-1-108号
（京都教室は右記本部住所に同じ。問合せTELは0120-784-005で全国共通）

最寄りの方は、「本書を読んで速読術のことを知った」と気楽にお訪ねになって、速読術トレーニング用ソフトの実物をご自分の目でご確認なさってください。また、SP速読学院のウェブサイト（http://www.pc-sokudoku.co.jp/kouza/newcd.html）でも、このソフトのサンプル画像を見ることができます。

なお、本書の執筆に際しては次の書籍を参照させていただきました。

『確実に身につく速読の技術』橘遵・若桜木虔（河出書房新社）
『ひと晩5冊の速読術　イラスト図解版』橘遵（河出書房新社）
『ひと晩5冊の本が速読できる方法』橘遵（河出書房新社）
『SP式速読記憶トレーニング教本』橘遵（辰巳法律研究所）
『速読術が日本史でマスターできる本』橘遵・武光誠（幻冬舎）
『ダイナミック英語速読』橘遵・若桜木虔・北尾謙治・北尾キャスリーン（スリーエーネットワーク）
『速読記憶術』若桜木虔（すばる舎）
『日本人の脳』『続・日本人の脳』角田忠信（大修館書店）

〈本書は『図解　視力復活眼筋トレーニング　特訓版』（2007年／小社刊）を文庫化に際し、加筆・再編集しなおしたものです。〉

青春文庫

たった10秒《びょう》！「視力復活《しりょくふっかつ》」眼筋《がんきん》トレーニング
決定版《けっていばん》

2014年 9月20日 第1刷

著 者 若《わか》桜《さ》木《き》虔《けん》
発行者 小澤源太郎
責任編集 株式会社プライム涌光
発行所 株式会社青春出版社

〒162-0056 東京都新宿区若松町 12-1
電話 03-3203-2850（編集部）
03-3207-1916（営業部）
振替番号 00190-7-98602

印刷／共同印刷
製本／フォーネット社

ISBN 978-4-413-09604-1

ほんとうのあなたに出逢う ◆ 青春文庫

地理から読みとく世界史の謎

スペイン語を使う国が多い南米で、なぜブラジルはポルトガル語圏？目からウロコ！ 楽しく教養が身につく本

歴史の謎研究会［編］

(SE-600)

たった1秒 iPhoneのスゴ技130

そんな使い方ではもったいない！ "裏ワザ""㊙ワザ"を一挙に公開！

戸田 覚

(SE-601)

進撃の巨人「壁」の向こうの真実

故郷の戦士、座標の力、獣の巨人——「最大の謎」を、あなたは確実に見落としている！

巨人の謎調査ギルド

(SE-602)

日本人なら知っておきたい！ 所作の「型」

「型」は見た目の美しさ、「粋」は心くばりの美しさ！ 世界が注目する日本人の礼儀、品性、美意識とは…

武光 誠

(SE-603)